Kompakt-Lexikon Sprechwissenschaft

Christa M. Heilmann
# Kompakt-Lexikon Sprechwissenschaft

Unter Mitarbeit von Klaus Pawlowski

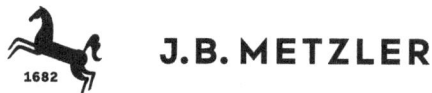

Christa M. Heilmann
Germanistische Sprachwissenschaft
Philipps Universität
Marburg, Deutschland

ISBN 978-3-662-64733-2      ISBN 978-3-662-64734-9  (eBook)
https://doi.org/10.1007/978-3-662-64734-9

Die Deutsche Nationalbibliothek verzeichnet diese Publikation in der Deutschen Nationalbibliografie; detaillierte bibliografische Daten sind im Internet über http://dnb.d-nb.de abrufbar.

© Der/die Herausgeber bzw. der/die Autor(en), exklusiv lizenziert durch Springer-Verlag GmbH, DE, ein Teil von Springer Nature 2022
Das Werk einschließlich aller seiner Teile ist urheberrechtlich geschützt. Jede Verwertung, die nicht ausdrücklich vom Urheberrechtsgesetz zugelassen ist, bedarf der vorherigen Zustimmung des Verlags. Das gilt insbesondere für Vervielfältigungen, Bearbeitungen, Übersetzungen, Mikroverfilmungen und die Einspeicherung und Verarbeitung in elektronischen Systemen.
Die Wiedergabe von allgemein beschreibenden Bezeichnungen, Marken, Unternehmensnamen etc. in diesem Werk bedeutet nicht, dass diese frei durch jedermann benutzt werden dürfen. Die Berechtigung zur Benutzung unterliegt, auch ohne gesonderten Hinweis hierzu, den Regeln des Markenrechts. Die Rechte des jeweiligen Zeicheninhabers sind zu beachten.
Der Verlag, die Autoren und die Herausgeber gehen davon aus, dass die Angaben und Informationen in diesem Werk zum Zeitpunkt der Veröffentlichung vollständig und korrekt sind. Weder der Verlag noch die Autoren oder die Herausgeber übernehmen, ausdrücklich oder implizit, Gewähr für den Inhalt des Werkes, etwaige Fehler oder Äußerungen. Der Verlag bleibt im Hinblick auf geografische Zuordnungen und Gebietsbezeichnungen in veröffentlichten Karten und Institutionsadressen neutral.

Umschlagabbildung: © cagkansayin / Getty Images / iStock

Planung/Lektorat: Ferdinand Pöhlmann
J.B. Metzler ist ein Imprint der eingetragenen Gesellschaft Springer-Verlag GmbH, DE und ist ein Teil von Springer Nature.
Die Anschrift der Gesellschaft ist: Heidelberger Platz 3, 14197 Berlin, Germany

# Vorwort

Die Zahl der wissenschaftlichen Publikationen und Überblicksarbeiten zu einem bestimmten Fachgebiet erhöht sich mit jedem Jahr. Die Möglichkeiten der internetbasierten Recherchen erweitern sich ständig. So stellt sich die Frage, welche Bedeutung einem *Kompakt-Lexikon Sprechwissenschaft* in diesem Kanon der Informationswelten zukommen kann: Die kurze Klärung eines Fachbegriffs, die Bestätigung des eigenen Wissens zu einem Terminus, die Erinnerung an komplexe Zusammenhänge, die in einem einzigen Ausdruck zusammengeführt sind, die Absicherung der Orthografie eines Wortes – das alles kann ein Lexikon in komprimierter Weise auf einen Blick, mit dem Griff nach einem einzigen Buch leisten.

Das vorliegende Lexikon soll Studierenden das Zurechtfinden in der Fachliteratur erleichtern und Hilfe beim eigenen Schreiben von Arbeiten geben. Es kann Fachkolleginnen und Fachkollegen in der Lehre unterstützen und Hinweise für die Lernenden ermöglichen. Für praktisch in der Sprecherziehung Tätige kann das Nachschlagen in einem Lexikon eine Vergewisserung ihres Wissens bedeuten.

Ein Lexikon bedeutet die komprimierte Zusammenführung des Wissens von Generationen zu einem bestimmten Fachgebiet. Im Falle der Sprechwissenschaft/Sprecherziehung ist dieses Zusammentragen von besonderer Bedeutung, da das Fach in sich eine große Heterogenität aufweist und als sog. Brückenfach eine Vielzahl von Bezügen zu anderen Gebieten ausweist, was einen zentralen Zugriff zu einem umfassenden Lehrbuch erschwert.

Das vorliegende Lexikon ist konkret in den letzten Jahren entstanden, die ersten Quellen des Wissensbestandes sind jedoch bis ins Studium der Autorin zurückzuverfolgen. Es folgten Jahrzehnte der universitären Lehre und damit der Nachfragen der Lernenden und der Diskussionen in den Lehrveranstaltungen. Generationen von Studierenden haben somit indirekt zu diesem Werk durch ihre Neugier auf das Fach beigetragen. Jede Begegnung auf Fachtagungen und jede Fachdiskussion mit Kolleginnen und Kollegen haben mein Wissen erweitert und kritisch hinterfragt. Und nicht zuletzt hat jede von mir gelesene Publikation zur Präzision und Reflexion beigetragen. So verstanden ist die Zahl der Beitragenden unendlich groß, der ich zu Dank verpflichtet bin.

Konkret unterstützt haben mich beim Erstellen des Wortverzeichnisses meine damalige Kollegin Luitgard Soni und meine ehemaligen studentischen Hilfskräfte Bettina Pagel, Laura Pirlet und Katharina Seibold. Dafür gilt Ihnen mein großer Dank. Der Mühsal des Korrekturlesens haben sich Karen Böhme und Steffen Heilmann unterzogen. Für diese kleinteilige Präzision bin ich unendlich dankbar. Und schließlich ist Klaus Pawlowski zu nennen, dessen kritische Durchsicht aller Lemmata die vorliegende Form des Lexikons befördert hat. Es waren sehr anregende und hilfreiche Fachdiskussionen, die zudem im Miteinander eine große Freude bereitet haben. Ich danke meinem Kollegen, dass er sich meiner Buchidee so engagiert angenommen hat.

Nicht zuletzt danke ich dem renommierten Metzler-Verlag, dass er dieses *Kompakt-Lexikon Sprechwissenschaft* in sein Verlagsprogramm aufgenommen hat.

Für Anregungen und Ergänzungen können Sie den Verlag oder mich gern kontaktieren.

Ich wünsche dem Lexikon, dass es viele Lehrende und Lernende bei ihrer Tätigkeit unterstützt.

Marburg  
im Oktober 2021

Christa M. Heilmann

# Benutzungshinweise

- Personennamen kursiv direkt hinter dem Stichwort: Der jeweilige Begriff wurde von dieser Person in die Fachliteratur eingebracht (Bsp.: Stichwort „abspannen").
- Personennamen kursiv am Ende eines Eintrages: Die Begriffserläuterung folgt in wesentlichen Zügen der Darstellung in der angegebenen Literatur (Bsp.: Stichwort „Pathos").
- Verschiedene Erläuterungen zu einem Stichwort, mit Ziffern in Klammern angegeben, zeigen unterschiedliche Verwendungsweisen, jedoch immer unter dem Fokus des Schwerpunktthemas „Sprechwissenschaft" (Bsp.: Stichwort „Akzent").
- Ein „hier" nach dem Eintrag verweist darauf, dass der Begriff auch in anderen Fachgebieten existiert und dort anders verstanden wird, ohne dass es in diesem Lexikon dargestellt wird (Bsp.: Stichwort „Verschluss").
- Umlaute werden alphabetisch wie die dazugehörigen Vokale eingeordnet (Bsp.: Stichwortreihenfolge „Atem – Ätiologie – Audiogramm").

- Der Buchstabe ß wird alphabetisch wie ss eingeordnet (Bsp.: Stichwortreihenfolge „Auslautverhärtung – Äußerung – Aussprache").
- Begriffe in Klammern hinter dem Eintrag werden als Synonyme verstanden (Bsp.: Stichwort „Beschlussfähigkeit (quorum)").

# Inhaltsverzeichnis

| | |
|---|---|
| A | 1 |
| B | 16 |
| C | 21 |
| D | 23 |
| E | 35 |
| F | 43 |
| G | 50 |
| H | 58 |
| I | 63 |
| J | 68 |

| | |
|---|---:|
| **K** | 69 |
| **L** | 87 |
| **M** | 94 |
| **N** | 105 |
| **O** | 111 |
| **P** | 114 |
| **Q** | 126 |
| **R** | 127 |
| **S** | 141 |
| **T** | 165 |
| **U** | 170 |
| **V** | 173 |
| **W** | 180 |
| **Z** | 182 |
| **Literatur** | 185 |

# A

**Abduktion:** in der ↗Argumentation ein Schlussverfahren, das neue Erkenntnisse ermöglicht. *(Hannken-Illjes)*

**Abduktionsstellung:** hier: Öffnungsstellung der ↗Glottis (Stimmritze) während der Ruheatmung.

**Abknarren:** übermäßiges Pressen der ↗Stimmlippen beim ↗Stimmabsatz, das zu einem knarrenden Stimmgeräusch führt (Mode, intendierter Effekt oder Fehlspannung).

**Ableitungsmethode:** unbekannte oder falsch artikulierte Laute können mit unterschiedlichen Methoden neu angebahnt werden, eine davon ist die Ableitungsmethode: Der Ziellaut wird von einem artikulatorisch benachbarten Laut hergeleitet (z. B. laterales [s] von [t]).

**Abspannen:** *(Coblenzer)* rasches Senken des Zwerchfells, sobald die Artikulationsspannung am Ende eines Wortes oder einer Silbe exakt gelöst wird. So wird die reflektorische Luftergänzung ermöglicht.

**Abstimmung(sart)en:** Abstimmungen können offen oder geheim ablaufen. Bei Sachfragen sollte zunächst stets über den weitestgehenden oder den zuerst gestellten ↗Antrag abgestimmt werden. Gibt es mehrere Wahlmöglichkeiten, so kann jede Alternative einzeln entschieden oder insgesamt im Block gewählt werden. *(Wagner)*

**Actio:** in der antiken Rhetorik der fünfte Teil der rhetorischen Kunstlehre (↗partes rhetoricae). Die actio betrifft die rednerische Praxis, den konkreten rednerischen Vollzug. Die vorangegangenen Teile beziehen sich auf die Ausarbeitung der Rede (↗inventio, ↗dispositio, ↗elocutio) und die mentale Aneignung (↗memoria).

**Adaptors:** (Adaptoren) *(Ekman/Friesen)* unbewusste Manipulationen der Hände beim Sprechen, die keine konkrete Mitteilung intendieren.

**Adduktion:** wenn aus der geöffneten Atemposition oder Schwingungsposition der ↗Glottis die ↗Stimmlippen stark gegeneinander in eine geschlossene Stellung gezogen werden.

**advocatus diaboli:** wörtlich: Anwalt des Teufels. Das Rechtswesen der Antike kannte zunächst keinen Advokatenstand, jeder Bürger hatte seine Sache vor Gericht selbst zu vertreten. Erst mit einem komplizierter werdenden Rechtswesen entwickelte sich der Advokatenstand. Die Struktur einer Rede in der forensischen Rhetorik beinhaltete die dialektisch aufeinander bezogenen Elemente des Anklagens und Verteidigens gleichermaßen. *(Luther)*

**Affect Displays:** *(Scherer)* primärer Ausdruck von Affekten und Emotionen auf ↗nonverbaler (↗extraverbaler) Ebene.

**Affiliation:** (Zuwendung) unter sozialpsychologischen Aspekten sind in kommunikativen Prozessen unterschiedliche persönliche Haltungen möglich: Zuwendung (Affiliation) bzw. Abstandsbildung (↗Ditention) und Machtverhalten (↗Dominanz) bzw. Sich-fügen (↗Komplianz). *(Benesch)*

**Affirmatio:** bejahende Aussage.

**Affrikate:** enge Verbindung eines ↗Verschlusslautes (Plosiv) mit einem ↗Reibelaut (Frikativ): [ts], [pf].

**Agitation:** Versuch, durch Reden oder Schriften Menschen zu einer Haltung oder einer Aktion zu bewegen. Meist aggressive Beeinflussung im Hinblick auf politische Gegner.

**Agonalität:** (Agonistik) argumentative (wettbewerbsähnliche) Auseinandersetzung zwischen zwei Parteien. Die Situation (Sieg/Niederlage/Konsens) wird durch eine dritte Partei entschieden. *(Hannken-Illjes)*

**AIDA-Formel:** *(Lewis)* Stufenmodell aus der Werbung kommend, das die Parameter der persuasiven Wirkung von Kommunikation darstellt: **A**ttention (Aufmerksamkeit erregen), **I**nterest (Interesse wecken), **D**esire (Wunsch erzeugen), **A**ction (Handlung evozieren). *(Riedl)*

**Akrostichon:** ein neuer Text (Wort) entsteht, wenn die Anfangsbuchstaben aufeinanderfolgender Verse nacheinander gelesen werden.

**Aktives Zuhören:** Gesprächsbeteiligte sagen, was oder wie sie etwas verstanden haben und versichern sich wechselseitig, ob das Verstandene auch das ist, was sie gemeint haben. *Pawlowski* verweist beim Begriff Aktives Zuhören auf ↗Paraphrasieren.

**Aktivieren:** (↗Appell) Handlungsaufforderung an den Hörerkreis, wobei sowohl aktive Handlungen als auch das Überdenken von Haltungen und Einstellungen gemeint sein können. Nach der kommunikativen Funktion von Äußerungen lassen sich ↗Informieren und Aktivieren als Grundtypen unterscheiden.

**Akustik:** wissenschaftliche Lehre vom Schall, seiner Erzeugung, Ausbreitung und Wirkung, gemessen in Hz. Hörbare Frequenzen liegen etwa im Bereich von ca. 16 Hz bis ca. 20 kHz. Unterscheidung zwischen akustischen (messbaren) und auditiven (subjektiv wahrgenommenen) Daten.

**Akzent:** (1) Betonung. Merkmal der ↗Prosodie zur Hervorhebung von Wort- und Satzbedeutung mit unterschiedlichen Mitteln: dynamischen (↗Lautstärke), temporalen (Dauer), stimmlichen (↗Stimmklang) und melodischen (↗Tonhöhe). Eine Akzentgruppe besteht aus einer akzentuierten und einer oder mehreren unakzentuierten Silben. Mehrere Akzentgruppen bilden eine Sinneinheit, einen ↗Sinnschritt *(Winkler)*. Diese Sprecheinheiten werden durch ↗Atempausen voneinander getrennt. (2) Übertragung von Aussprachegewohnheiten aus der vorrangig gebrauchten Sprache (Erstsprache) auf eine später erlernte.

**-muster:** die für das Deutsche typische Folge betonter und unbetonter Silben ergibt auch in der Prosa einen charakteristischen Sprechrhythmus. In gebundener Lyrik bestimmt das ↗Versmaß den ↗Rhythmus.

**-silbe:** betonte Silbe.

**-verschiebung:** (1) aus Gründen des ↗Versmaßes wird die feststehende Wortbetonung verschoben. (2) Verschiebung des Akzents durch Flexion des Wortes (Bsp.: ʹKaktus-Kakʹteen). (3) Verlagerung inhaltlicher Schwerpunkte.

**—, emotionaler:** (emphatischer) Melodie-, Tempo- und Lautstärkeveränderungen beim Sprechen, die keinen festen Mustern folgen und situativ bedingt sind.

**Haupt-/Neben-:** jede Sinneinheit (jeder ↗Sinnschritt *Winkler*) enthält nur einen Hauptakzent. Weitere Akzente ordnen sich durch geringere Ausprägung der sprecherischen Mittel diesem unter.

**Sach-:** normale neutrale Akzentuierung, affektfreie sachbezogene Rede.

**Satz-:** Hervorhebung des sinnwichtigsten Wortes des Satzes mit sprecherischen Mitteln.

**Wort-:** Strukturierung mehrsilbiger Wörter, indem eine Silbe sprecherisch hervorgehoben wird, die übrigen untergeordnet werden.

**Alexandriner:** Versform. ↗Jambischer Sechsheber mit einer Fuge nach der dritten Hebung. *(Braak)*

**Allegorie:** Sonderform der ↗Metapher. Sinnbild, Gleichnis. Auf Grund von Ähnlichkeiten einer Sache wird sie als Zeichen für eine andere Sache eingesetzt (Bsp.: das Abbild einer Waage für Gerechtigkeit).

**Alliteration:** (Stabreim, Homöopropheron) Lautwiederholung, gleicher Anlaut von (meist bedeutungstragenden) Wörtern (Bsp.: Nacht und Nebel, wild wogende Wellen).

**Allophon:** Varianten eines ↗Phonems, die nicht bedeutungsdifferenzierend sind (z. B. Zungenspitzen-r [r] und Zäpfchen-r [ʀ]).

**Allusion:** versteckte Anspielung.

**Alltagsrede/-gespräch:** Kommunizieren ohne offiziellen Anlass. Situationsgebundenes, intentionales Sprechen ohne festes Thema. Hohe ↗Redundanz.

**alveolar:** Laute (↗Konsonanten), deren ↗Artikulationsstelle der Zahndamm ist (Bsp.: [l]).

**Alveolen:** Knochenfläche (Wulst) hinter den Zähnen (Zahndamm).

**Alternativfragen:** ↗Fragen.

**Amplifikation:** Verstärkung des semantischen Anteils eines sprachlichen Zeichens durch extraverbale Parameter (z. B. kann eine zustimmende Äußerung durch zusätzliches Kopfnicken noch verstärkt werden). So kann die Äußerung an Nachdrücklichkeit gewinnen. Nach *Scherer* zählt die Amplifikation neben ↗Kontradiktion, ↗Modifikation und ↗Substitution zu den parasemantischen Funktionen extraverbaler Merkmale (↗paraverbale Kommunikation).

**Amplitude:** größter Ausschlag einer Schwingung aus der Mittellage.

**Anadiplose:** rhetorische Figur. Der nachfolgende Satz beginnt mit dem Schluss (Wort, Wortgruppe) des vorangegangenen. Dadurch entsteht eine gewisse Nachdrücklichkeit.

**Anaklasis:** rhetorische Figur. Im Gespräch übernimmt das Gegenüber ein Wort oder eine Wortgruppe, jedoch mit leicht verschobener Bedeutung.

**Anakoluth:** Satzbruch (Satz wird nicht zu Ende geführt), Bruch einer Satzkonstruktion (Satzanfang und Satzende passen grammatikalisch nicht zusammen). Kann als spannungserzeugendes Stilmittel genutzt werden. Häufig auch ein Merkmal spontaner mündlicher Sprache oder einfach eine fehlerhafte Struktur.

**Analyse:** (1) linguistisch: textbezogene Untersuchungsmethode. Strukturanalyse. Zerlegung einer Komplexität in Teilstrukturen. (2) Soziologisch: Erforschung struktureller Zusammenhänge in einer Gesellschaft.
  –, **qualitative:** Forschen nach soziodemographischen Ursachen und Zusammenhängen eines Sachverhalts. Frage nach den Ursachen und Zusammenhängen von Erscheinungen bzw. Situationen.
  –, **quantitative:** Erforschen von Erscheinungen nach deren Häufigkeitsverteilung (Messungen, Zählungen, statistische Daten).

**Anamnese:** Vorgeschichte von Kranken und ihrer Krankheit.

**Anapäst:** aus zwei Kürzen und einer Länge bestehendes ↗Versmaß (↗Metrum). *(Braak)*

**Anapher:** rhetorische Figur. Das Anfangswort eines Satzes eröffnet in einer Satzreihe auch die nachfolgenden Sätze. Wirkt verstärkend.

**Anarthrie:** schwerste Ausprägung der ↗Dysarthrie. Zerebral bedingte vollständige Störung der ↗Lautbildung bei z. T. nicht gestörtem Sprachverständnis.

**Angemessenheit:** (Aptum) richtiges Verhältnis der Redeteile untereinander. Thema und sprachliche Ebene sind situationsadäquat und zielgruppenbedacht ausgewählt.

**Ankern:** Begriff aus dem ↗NLP. Das Herstellen einer Verbindung zwischen einem gewollten Zustand und z. B. einer ↗Geste, um zu einem späteren Zeitpunkt über die Geste den Zustand wiederholbar machen zu können, vergleichbar mit Erinnerungen und Assoziationen.

**Anlaut:** erster Laut am Silbenanfang.

**Ansatzrohr:** zusammenhängende Hohlräume oberhalb der Stimmlippen, bestehend aus ↗Rachenraum, ↗Mundhöhle und ↗Nasenhöhle. Das Ansatzrohr dient der Lautgestaltung und Stimmresonanz.

**Antiklimax:** rhetorische Figur. Gegensatz zur ↗Klimax. Reihe vom stärksten zum schwächsten Ausdruck/Argument.

**Antithese:** rhetorische Figur. Gegensatz zur ↗These. Element der ↗Dialektik. Eine der These gegenübergestellte Position. Gegensatz. Auch: gegensätzliche Begriffe.

**Antizipation:** Vorwegnahme. ↗Einwand-Vorwegnahme.

**Antrag:** Gesuch, Forderung. Mitglieder eines Vereins oder einer Körperschaft können an den Vorstand oder die Mitgliederversammlung Anliegen (Anträge) einreichen. Sie müssen Fristen einhalten, die in der ↗Geschäftsordnung festgehalten sind.

**Dringlichkeits-:** kann während der Versammlung nur bei Zustimmung der Mehrheit der Anwesenden eingebracht werden.

– **zur ↗Geschäftsordnung:** bezieht sich auf Formalia für den Ablauf einer ↗Versammlung (z. B. Schluss der ↗Debatte, Schluss der ↗Rednerliste, Festlegung der ↗Redezeit). Er bezieht sich nicht auf inhaltliche Fragen. Geschäftsordnungsanträge werden durch Heben beider Hände angekündigt. Diejenigen, die einen solchen Antrag stellen, müssen ihn begründen. Nur ein anderes Mitglied darf sich dagegen äußern. Anschließend erfolgt die ↗Abstimmung.

– **zur Sache:** muss vor Beginn der ↗Versammlung fristgemäß eingereicht sein. Berechtigt ist jedes ordentliche Mitglied. Bei mehreren Anträgen zum gleichen Top wird über den weitestgehenden zuerst abgestimmt.

– **zur ↗Tagesordnung:** muss vor der ↗Abstimmung über die zu geltende ↗Tagesordnung vorliegen.

**Aphasie:** erworbene zentrale ↗Sprachstörung nach dem abgeschlossenen Erwerb der Muttersprache. Verlust oder Störung der Sprachfähigkeit durch Schädigung der ↗Sprachzentren, wobei die Intelligenz und die Sprechwerkzeuge nicht gestört sind. Inhalte können nicht mehr in gesprochene oder geschriebene Sprache umgesetzt werden. Gesprochenes oder Geschriebenes kann nicht mehr kognitiv entschlüsselt werden.

**Aphonie:** (Stimmlosigkeit) akutes Symptom bei Erkältung o. ä., selten organisch bedingt (Lähmungen). Häufige Ursache liegt in psychischen Belastungen.

**Aposiopese:** rhetorische Figur. Satzabbruch. Das Wesentliche bleibt wahrnehmbar ungesagt. Bei intentionalem Einsatz ist ein nachträglicher Verweis auf das Fehlende möglich. *(Drews)*

**Apostrophe:** rhetorische Figur. Abwendung vom eigentlichen Publikum, ein weiteres wird angesprochen (Person oder Gruppe), gleichgültig, ob es anwesend ist oder nicht. Oft pathetischer Ausruf (Anrufung Gottes). *(Halsall)*

**Appell:** Aufforderung zum Handeln oder Nichthandeln. Kann in der Kommunikation auf verbaler oder extraverbaler (↗Körperausdruck) Ebene gesendet werden.

**-ebene:** (-funktion, ↗Botschaft) *(Schulz von Thun)* eine von vier Funktionen jedes sprachlichen Zeichens. Explizit formulierter oder implizit vorhandener Aufforderungscharakter einer Äußerung. Im Organon-Modell von *Bühler* als ↗Signalfunktion bezeichnet.

**-rede:** auf eine Aufforderung zum Handeln oder einer Haltungsänderung zulaufende Äußerung. Der ↗Zwecksatz (Zielsatz, Slogan), der eigentliche Appell, sollte am Schluss der Rede stehen und aus einer kurzen, prägnanten Formulierung bestehen.

**appellieren:** partnergerichtete Aufforderung zum Handeln, zur Veränderung von Haltungen und Einstellungen. Unmittelbare, direkte Anrede.

**Aptum:** ↗Angemessenheit.

**Argument:** bezieht sich auf eine Streitfrage, beinhaltet Aussagen, die den Übergang (Schlussregel) vom Grund (↗Gründe) zur ↗Konklusion legitimieren. *(Hannken-Illjes)* Argumente können ↗verifiziert (bekräftigt) oder ↗falsifiziert (widerlegt) werden.

**Argumentation(s):** (Argumentatio) Bearbeiten einer Streitfrage (Geltung einer Aussage wird bestritten) durch das Geben und Nehmen von ↗Gründen. Abfolge verschiedener ↗Argumente bezogen auf die Streitfrage. *(Hannken-Illjes)* Ergebnisse können ↗Konsens, ↗Kompromiss oder (kritischer) ↗Dissens sein. In der antiken Rhetorik dritter Teil der Rede neben ↗Exordium (Einleitung) ↗Narratio (Erzählung des Geschehens) bzw. ↗Propositio (Darlegung des Sachverhalts) und der ↗Conclusio (Schlussfolgerung, Abschluss).

**–, deduktive:** (↗Deduktion) Ableitung von allgemeinen Erkenntnissen auf einen speziellen/konkreten Fall.

**–, emotionale:** Gefühle werden angesprochen.

**–, induktive:** (↗Induktion) Ableitung von einem konkreten Fall zu einer daraus sichtbaren allgemeinen Erkenntnis.

–, **moralische:** Argumentation wird auf ethische und moralische Grundsätze bezogen.
**Plausibilitäts-:** ↗Argumente scheinen einleuchtend, werden schnell akzeptiert.
–, **rationale:** sachliche ↗Argumente mit hoher Beweiskraft.
–, **taktische:** zielgruppenbezogene Nützlichkeitsabwägung.
**-struktur:** dreigliedrige Grundstruktur: ↗Prämisse (Grund), ↗Konklusion (Schlussfolgerung) und ↗Schlussregel (Übergang von der Prämisse zur Konklusion). Die Schlussregel kann zusätzlich noch mit Fakten gestützt werden. Aus zwei Prämissen (↗Ober- und ↗Untersatz) wird ein Schluss gezogen. *(Toulmin)* (Bsp.: Prämisse: Sie hat eine resonanzreiche Stimme. Konklusion: Also hatte sie Stimmbildung. Schlussregel: Alle Menschen mit resonanzreichen Stimmen nutzten Stimmbildung.)

**argumentieren:** kommunikative Handlung. Entwicklung einer ↗Argumentation mit dem Ziel der Bearbeitung einer strittigen Aussage.

**ars rhetorika:** Redekunst. Der Begriff ↗Rhetorik umfasst traditionell sowohl die Theorie der Redekunst, (rhetorica docens/ars rhetorica) als auch die Praxis der Beredsamkeit (oratoria/eloquentia). *(Mönnich)*

**Artikulation(s):** (Aussprache) Produktion und Ausformung von ↗Lauten durch koordinierte Bewegungsabläufe der ↗Sprechwerkzeuge in der ↗Mundhöhle, im ↗Rachenraum und in der ↗Nasenhöhle. Laute werden charakterisiert durch die ↗Artikulationsmerkmale: ↗Artikulationsstelle, ↗Artikulationsorgan, ↗Artikulationsmodus, ↗Überwindungsmodus, Spannungsgrad (↗lenis/↗fortis) und den Grad der ↗Stimmhaftigkeit.
**-basis:** für eine Sprache typische Grundeinstellung des ↗Ansatzrohres, charakteristische phonetische Merkmale. Um das Statische dieses Begriffs zu vermeiden, auch: Allgemeine Artikulationsmerkmale oder Sprechausgangslage/Sprechbereitschaftsstellung. Merkmale des Deutschen: hohe Artikulationsspannung insgesamt, lockere Kieferöffnung, starke Lippenbewegungen (besonders

Rundung und Stülpung), Zungenspitzenkontakt mit den unteren Schneidezähnen, Beweglichkeit des ↗Velums, Kehlkopftiefstand.

**-merkmale:** charakteristische phonetische Merkmale der Sprachlaute einer jeden Sprache in Bezug auf ↗Artikulationsstelle, ↗Artikulationsorgan, ↗Artikulationsmodus, ↗Überwindungsmodus, ↗Spannungsgrad und den Grad der ↗Stimmhaftigkeit.

**-modus:** die Art und Weise von Öffnung oder Bildung von Hemmstellen (Enge, Verschluss) im ↗Ansatzrohr.

**-organe:** bewegliche Organe im ↗Ansatzrohr (Lippen, Zunge, Zäpfchen, Unterkiefer), die sich zur ↗Artikulationsstelle bewegen können.

**-rate:** Anzahl der gesprochenen Silben pro Sekunde (↗Silbenrate), abzüglich der Dauer der Sprechpausen.

**-spannung:** wird durch die Muskulatur aller ↗Artikulationsorgane erzeugt und gehalten, um einen bestimmten ↗Laut zu bilden. Zu hohe oder zu geringe Grundspannung führen zu einer Verschlechterung der Verständlichkeit. Bezogen auf die Lautbildung heißen Laute mit geringer Spannung ↗Lenislaute und Laute mit starker Spannung ↗Fortislaute.

**-stelle:** Ort der Hemmstelle: Lippen, Zähne, Zahndamm, harter und weicher Gaumen, ↗Rachenraum, ↗Kehlkopf. Das artikulierende Organ bewegt sich zur Hemmstelle (Enge) oder legt sich dieser an (↗Verschluss).

**-störung:** ↗Dyslalie.

**-überwindungsmodus:** Art und Weise, wie der Ausatmungsluftstrom die Hemmung überwindet (Reibung, Sprengung, nasale Öffnung).

**-norm:** in der deutschen ↗Standardaussprache festgelegtes Regelwerk.

**-varianten:** stilistisch bedingte Variationen der ↗Standardaussprache und Ausspracheformen, deren Ursachen u. a. in der regionalen Herkunft (↗Regiolekt) oder in individuellen Besonderheiten (↗Ideolekt) liegen oder soziokulturell (↗Soziolekt) bedingt sind.

**Aryknorpel:** befinden sich auf dem hinteren Rand der ↗Ringknorpelplatte und sind mit ihr durch Drehgelenke verbunden. An ihnen sind die ↗Stimmlippen befestigt. Sie tragen zur Schließung und Öffnung der ↗Glottis bei und regulieren die Stimmlippenspannung. Sie bilden das ↗Flüsterdreieck. ↗Kehlkopf.

**Aspiration:** (Behauchung) (1) hörbares und spürbares Hauchgeräusch, nachdem bei den Plosiven [p, t, k] der Verschluss gesprengt wurde. Oft auch Begleitgeräusch bei Vokalen. (2) Ansaugen von festen oder flüssigen Stoffen in die Lunge.

**Assimilation:** (Lautangleichung) durch ↗Koartikulation partielle oder totale Angleichung eines Lautes an einen Nachbarlaut in Bezug auf bestimmte Bildungsmerkmale (↗Artikulationsstelle, ↗-art, Grad der ↗Stimmhaftigkeit).
 –, **progressive:** Beeinflussung eines nachfolgenden Lautes durch einen vorangegangenen. Progressive stimmlose Assimilation ist charakteristisch z. B. für das Deutsche.
 –, **regressive:** rückwärts wirkende Beeinflussung eines folgenden Lautes auf den vorangegangenen. Regressive stimmhafte Assimilation ist charakteristisch z. B. für das Russische.

**Asymmetrie:** (Ungleichgewicht, Ungleichheit) Bezeichnung für Kommunikationssituationen, in denen die Beteiligten nicht die gleichen Rechte haben oder Abhängigkeiten bestehen (Hierarchie) oder das ↗Rederecht durch Eigeninszenierungen ungleichmäßig verteilt ist.

**Asyndeton:** unverbundene Reihung gleichgeordneter Wörter (z. B. Oh, Stimme, Klang, Wohlbefinden).

**Atem:** (Atmung, atmen) (1) Primärfunktion: Versorgung des Körpers mit Sauerstoff. (2) Sekundärfunktion: ↗Stimmerzeugung.
 **-druck:** Stärke des Druckes der Ausatmungsluft auf die ↗Stimmlippen.
 **-frequenz:** Anzahl der Atemzüge/Min.
 **-kontrolle:** bewusste Beobachtung (und gegebenenfalls auch Beeinflussung) des ↗Atmungsprozesses und der Atemfrequenz.

**–, kombinierte:** (costoabdominale) Kombination aus ↗Brust-, Bauch- und Flankenatmung.
**-mittellage:** ausgeglichenes Verhältnis der Kräfte von Ein- und Ausatmung. Einatmung geschieht durch reflektorische Atemergänzung *(Coblenzer)*, Ausatmung durch Rückstellkräfte. Beim Sprechen passen sich Atemrhythmus und Sprechrhythmus an (*Coblenzer:* Atemrhythmisch Angepasste Phonation).
**–, paradoxe:** entgegen dem physiologisch korrekten Atemmuster wird bei der Einatmung der Bauch nach innen gezogen, bei der Ausatmung hingegen nach außen gedrückt.
**-pause:** kurzes Verharren der Atembewegung nach der Ausatmung bis zum Einsetzen des neuen Atemimpulses.
**-stütze:** (*Coblenzer:* Tonstütze) eine dosierte, gleichmäßige Luftabgabe des Ausatmungsstromes, indem die Einatmungsstellung bzw. Einatmungsspannung während des Sprechverlaufs gehalten wird. Ziel ist ein kontrolliert geführter Stimmton.
**-wurf:** *(Fernau-Horn)* in der Stimmtherapie genutztes Verfahren, bei welchem ein ruckartiges Lösen der Bauchmuskelspannung, einhergehend mit einer „ausgeworfenen" Silbe (z. B. „wop") die Ausatmungsrückstellkräfte und die reflektorische Atemergänzung erfahrbar machen.

**Ätiologie:** Lehre von den Ursachen, wird insbesondere in medizinischen Zusammenhängen zur Erfragung zugrunde liegender ursächlicher Zusammenhänge genutzt.

**Audiogramm:** (Tonaudiogramm) Hörkurve. Grafische Darstellung des Hörvermögens.

**Audiologie:** Lehre vom Hören. Beschäftigt sich mit der Funktion des Hörens und den Erscheinungsformen und Ursachen von Hörstörungen.

**Audiometrie:** Methode zur Messung des Hörvermögens.

**auditiv:** das Hören betreffend. Sog. „ohrenphonetische" Wahrnehmung im Unterschied zu akustischen Messungen.

**auditive Wahrnehmung:** Fähigkeit, Hörreize wahrzunehmen, zu unterscheiden, zu erkennen und zu verarbeiten.

**Ausdruck(s):** (1) oft synonym zu Wort oder Begriff genutzt. (2) Im Zusammenhang mit der Beschreibung des Sprech- oder Schreibstils genutzt. (3) Expressivität des Gesagten.
 **–, gestischer:** Expressivität auf ↗extraverbaler Ebene.
 **-fähigkeit:** die Möglichkeit sprechender Personen, Gefühle und Stimmungen mitzuteilen.
 **-form:** es stehen wie in allen kommunikativen Prozessen alle drei sprachlichen Ebenen grundsätzlich zur Verfügung (↗verbal, ↗paraverbal, ↗extraverbal).
 **-funktion:** (-ebene) im ↗Organon-Modell von *Bühler* eine der Grundfunktionen sprachlicher Zeichen: Symptomfunktion (neben ↗Symbolfunktion und ↗Signalfunktion). Die Ausdrucksfunktion bezieht sich auf die sprechende Person und sagt z. B. etwas über ihre Stimmung oder Haltung im konkreten kommunikativen Prozess aus. In dem zweiseitigen Konzept von *Ferdinand de Saussure* handelt es sich bei dem Ausdruck um die sinnliche Seite eines Sprachzeichens, also die physische Dimension, im Gegensatz zur ↗Inhaltsseite.
 **-mittel:** (-repertoire) alle ↗Akzentarten (melodischer, dynamischer, stimmlicher, temporaler, artikulatorischer Akzent) können Ausdruckswert (Emotionalität, Expressivität) erlangen.

**Auslaut:** letzter ↗Laut einer Silbe oder eines Wortes.

**Auslautverhärtung:** das Stimmloswerden eines stimmhaften Verschlusslautes (↗Plosiv) [b, d, g] im ↗Wort- oder Silbenauslaut.

**Äußerung:** zusammenhängende Einheit von Gesprochenem (adäquat zum Satz im Schriftlichen).

**Aussprache:** (1) ↗Artikulation. (2) ↗Klärungsgespräch auf der ↗Beziehungsebene.

**Aussprachestandard:** ↗Standardaussprache.

**Aussprache-Wörterbuch:** präskriptive Festlegungen von Aussprachestandards (Norm). Bezieht sich auf die in einer Sprache gebräuchlichen Wörter (auch fremder Herkunft). Außerdem Festlegung von Grundregeln für die Aussprache von Fremdwörtern. ↗Kodifizierung.

**Ausspruch:** kürzere (bedeutsame) Meinungsäußerung einer bekannten Persönlichkeit.

**autogenes Training:** Selbstentspannungstraining *(Schultz)*.

**Autoritätsbeweis:** Zitat von Äußerungen von Fachautoritäten (wiss.), bekannten politischen Persönlichkeiten oder Zielgruppenautoritäten (Promis) zur Stützung einer ↗Argumentation.

**Axiom:** grundlegende Ausgangsannahme für eine wissenschaftliche ↗These.

# B

**Baton(s):** *(Ekman/Friesen)* wörtlich: Taktstock. Taktgeber. Gesten, die auf ein Wort oder eine Phrase besonders verweisen. Ohne eigene Bedeutung. ↗Beats. ↗Gesten.

**Bauchatmung:** ↗Atmung.

**Beat(s):** *(McNeill)* wörtlich: Schlag. Gesten, die den Rhythmus des Gesprochenen unterstützen. Ohne eigene Bedeutung. ↗Batons. ↗Gesten.

**Bedeutung:** Relation zwischen sprachlicher Form und ihrem Inhalt. In sprachlicher Kommunikation wird die Bedeutung durch sprachliche Zeichen übermittelt. Das Verhältnis zwischen sprachlichen Zeichen, Gegenständen und Bedeutungen wird durch das ↗semiotische Dreieck dargestellt.
  –**, interaktionale:** im Kommunikationsprozess gemeinsam zwischen den Beteiligten entwickelte Verständigung.

**Bedingungsschluss:** ↗Schlussfolgerung.

**Bedürfnispyramide:** *(Maslow)* erst müssen basale Bedürfnisse befriedigt sein (Bsp.: Hunger), ehe Bedürfnissen auf höherer Ebene (Bsp.: Selbstverwirklichung) nachgegangen werden kann.

**Befragung:** ↗Interview.

**begründen:** angeben von Gründen für eine These im Verlauf eines ↗Argumentationsprozesses. Stützung von Geltungsansprüchen.

**Begründungsfragen:** ↗Fragen.

**Behauchtheit:** Parameter eines Stimmtests (↗RBH-System).

**Behauchung:** ↗Aspiration.

**behaupten:** Darstellung eines Sachverhalts ohne Nachweis seiner Richtigkeit, aber mit dem Anspruch darauf.

**Behaviorismus:** *(Watson)* lange Zeit einflussreiche, ursprünglich US-amerikanische psychologische Richtung, die Verhalten als Reiz-Reaktions-Kette beschreibt. Nur direkt beobachtbares Geschehen wird als Gegenstand wissenschaftlicher Psychologie zugelassen.

**Beratung(sgespräch):** ↗Gespräche in individueller Vereinbarung zur Unterstützung eines therapeutischen oder pädagogischen Prozesses (z. B. Fragen zur Examensarbeit).

**Beredsamkeit:** (ars oratoria, eloquentia, Eloquenz) Fähigkeit sprechender Personen, gut (situations- und zielgruppenadäquat, stilistisch ausgearbeitet) und wirkungsvoll zu reden. Beredsamkeit als Redekunst, als praktisches Vermögen (téchnē rhētorikḗ). *(Robling)*

**berichten:** wertungsfreie detaillierte Wiedergabe eines Vorgangs.

**Bernoulli-Effekt:** Theorie die besagt, dass an der engsten Stelle eines Strömungskanals die Fließgeschwindigkeit am größten, aber der Druck am geringsten ist. Bezogen auf den ↗Stimmerzeugungsprozess bedeutet das: Durch den schnellen Luftstrom entsteht an der engen ↗Glottis ein Sog, der die ↗Stimmlippen wieder zusammenzieht (neben den ↗Adduktionskräften).

**Berufsdysphonie:** Störung der ↗Stimmerzeugung (↗Dysphonie) durch Fehlbelastung bei Menschen mit sprechintensiven Berufen.

**Beschlussfähigkeit:** (quorum) in einer Satzung festgelegte Mindestzahl stimmberechtigter anwesender Mitglieder, um Entscheidungen treffen zu können.

**beschreiben:** benennen wesentlicher Merkmale und Eigenschaften von Form, Funktion, Farbe, Größe und Gewicht von Lebewesen oder Gegenständen.

**Besprechungen:** (Dienst-, Team-)Kommunikationsform zur Klärung von Sachverhalten. Austausch von Meinungen, Abstimmung von Planungsprozessen in beruflichen Kontexten, bei persönlicher Anwesenheit oder per Telefon oder als online-Video-Schaltung.

**Betonung:** ↗Akzent.

**beurteilen:** subjektiv bewertende Einschätzung eines Sachverhalts oder einer Person an Hand von objektiven Kriterien. Herstellen von Zusammenhängen. Reflexion von Prozessen.

**Beweis:** Stützung eines Geltungsanspruchs bezüglich einer Streitfrage im Rahmen einer ↗Argumentation. Die rhetorische Beweislehre bezieht sich häufig auf Alltagswissen, kulturelle Deutungsmuster und Erfahrungssätze. *(Klein)*

**beweisen:** mit Hilfe von Beweismitteln und ↗Schlussregeln Nachweis der Wahrheit (↗verifizieren) oder Falschheit (↗falsifizieren) einer Aussage. Komplexes Kommunikationsverfahren. ↗Argumentation.

**Beweisumkehr:** nach der Darlegung der Position in einer Streitfrage wird die Gegenseite aufgefordert, ↗Beweise für deren Berechtigung zu erbringen.

**Bewusstheit, phonologische:** Wahrnehmung von Rhythmus- und Struktureinheiten (z. B. Silben und Wörter) der Sprache und deren pragmatischer Einsatz.

**Beziehungsaspekt:** (-ebene, ↗Botschaft) jeder kommunikative Prozess enthält Inhalts- und Beziehungsaspekte *(Watzlawik)*. Der ↗Inhaltsaspekt bezieht sich auf die Sachinformationen, der Beziehungsaspekt beschreibt das Verhältnis der Kommunizierenden zueinander.
  **-ebene:** ↗Beziehungsaspekt.

**Blackout:** eine temporär gestörte Weiterleitung von Impulsen aus der Großhirnrinde. Kann in ↗Kommunikationssituationen zu einer Beeinträchtigung des ↗Denk-Sprech-Prozesses führen (↗Denkblockade). Passiert häufig bei ↗Redeangst.

**Blended Learning:** vermischtes Lernen, integriertes Lernen. Speziell: die sinnvolle Verknüpfung von Präsenzphasen mit Phasen des E-Learnings. *(Sauter/Sauter)*

**Blick:** Wahrnehmung und Verarbeitung von optischen Reizen mit den Augen.
  **-kontakt:** das Anschauen von Gesprächsbeteiligten untereinander.
  **-richtung:** Blickrichtung und die Dauer des Blickkontakts zum Gegenüber haben für die mündliche Kommunikation besondere Bedeutung. Über sie wird der Kontakt aufgebaut und gehalten, und es wird Nähe (anschauen) oder Distanz (wegschauen) in der ↗Kommunikationssituation erzeugt. In vielen Kulturen ist während des Gesprächs ein deliberatives Wegblicken *(Ehlich/Rehbein)* üblich, eine nachdenkende, kurze Unterbrechung des Blickkontakts, um Anstarren zu vermeiden. Über Blickkontakt kann Weitergabe von ↗Rederecht ermöglicht werden.

**Blitzlicht:** (↗Feedback) die Seminarleitung ermuntert zum Abschluss einer Lernsequenz die einzelnen Teilnehmenden zu einem kurzen Statement. Es gibt keine Diskussion dazu.

**Blockaden:** (Denkblockaden) nach *Schulz von Thun* ↗Blackout.

**Botschaft:** jede geäußerte Nachricht enthält Botschaften auf vier Ebenen *(Schulz von Thun):* ↗Sach-, ↗Appell-, ↗Beziehungs- und ↗Selbstoffenbarungsebene.

**Brainstorming:** Ideenfindungsmethode. Das Gehirn wird „durchstürmt" nach spontanen Einfällen für ein neues Projekt/Thema, eine Fragestellung. Jede Idee wird zunächst notiert, auch die scheinbar abwegigste.

**Brummtöne:** bei vor allen Dingen überhöhter Sprechstimmlage (↗Indifferenzlage) ein Mittel zur Lockerung der ↗Stimmlippenspannung.

**Brustatmung:** Atemform, die auf den Brustraum beschränkt ist und nicht alle Atemräume der kombinierten ↗Brust-, Bauch-, Flankenatmung nutzt.

**Brustregister:** ↗Bruststimme.

**Bruststimme:** Stimme mit überwiegender ↗Resonanz im Brustraum. Lockerer Tiefstand des ↗Kehlkopfs. ↗Stimmlippen schwingen in ganzer Länge.

# C

**captatio benevolentiae:** (Erlangen des Wohlwollens) zu Beginn des Vortrags die Gunst des Publikums sichern. Das ist vor allen Dingen bei Reden wichtig, die sich weniger auf rationale als auf emotionale Aspekte stützen. Auflockerung, Einstimmung auf das Folgende. *(Wessel)*

**Chairman:** (chairperson) in dem Konzept der ↗Themenzentrierten Interaktion (TZI) *(Cohn)* die Grundannahme, dass jede Person in einem Gesprächsprozess gleichzeitig für sich selbst („Sei dein eigener Chairman!") und für die Gruppe verantwortlich ist.

**Chat:** häufig synchrone, dialogische, medial schriftliche, aber konzeptionell ↗mündliche Kommunikation in einem spezifisch elektronisch bereitgestellten ↗Chatroom per Internet.

**Chatroom:** (Chatraum) über das Internet bereitgestellter virtueller Kommunikationsraum. Der Zugang verlangt ein Passwort.

**Chiasmus:** rhetorische Figur. Überkreuzstellung von zwei syntaktisch gleichen, aber semantisch antithetischen Gliedern (Bsp.: die Vorfreude war groß, klein das Resultat).

**Chironomie:** seit der Antike die Lehre von den adäquaten Handbewegungen. Die Bewegungen von Händen und Fingern während des Redevollzugs werden präskriptiv (vorschreibend) festgelegt, als sinnvolle Ergänzung zur Sprache und mit dem Ziel, die Aufmerksamkeit der Zuhörenden zu wecken. Element der ↗actio. Der Kanon der spezifischen Handbewegungen gehörte in der Antike zur Ausbildung der ↗Redner. *(Varwig)*

**Chitismus:** fehlerhafte Aussprache des ich-Lautes [ç].

**Climax:** (Klimax) (1) als literarisches Element: Der Höhepunkt oder Wendepunkt einer Erzählung. (2) Im Rhetorischen die steigende Anordnung vom schwächsten zum stärksten ↗Argument.

**Clavicularatmung:** ↗Hochatmung.

**Code switching:** das Wechseln von einem Register in ein anderes. Das kann (1) die Aussprache betreffen (↗Standardaussprache/↗Dialekt). (2) Historisch gesehen handelt es sich in der Gesprächsforschung um die These, dass Frauen und Männer (bezogen auf die spezifischen Merkmale beim Sprechen) aus einem Repertoire von Möglichkeiten (situativ bedingt) die jeweiligen Parameter gleichermaßen nutzen können (Vorläufer der ↗Gender-Diversity-Theorie). *(Heilmann)*

**Codierung:** ↗Kodierung.

**Comparatio:** ↗Vergleich.

**Conclusio:** ↗Konklusion.

**Conduplicatio:** ↗Anadiplose.

# D

**Daktylus:** aus einer Länge und zwei Kürzen bestehendes, dreisilbiges fallendes ↗Versmaß. *(Braak)*

**Darstellungsfunktion:** Die Grundfunktionen eines sprachlichen Zeichens sind die Darstellung eines Themas, der ↗Ausdruck der sprechenden Person und der ↗Appell an eine Person oder Personengruppe (*Bühler:* ↗Organon-Modell). Die Darstellungsfunktion bezieht sich auf die thematische Entwicklung eines Gedankenganges. Bei *Bühler* als Symbolfunktion bezeichnet.

**Dauer:** segmental als Merkmal zur ↗Distinktion von ↗Vokalphonemen. Als suprasegmentales Merkmal ein Mittel zur Wort- und Satzakzentuierung und interaktional zur Spannungserzeugung.

**Debatte:** Sonderform der ↗rhetorischen Kommunikation, ursprünglich nur im parlamentarischen Raum unter strengen Normen. Rahmenbedingungen sind Immunität und Redefreiheit und bestimmte Verfahrens- und Zugangsregeln (wie z. B. Fraktionszwang). ↗Streitgespräch. Das Ziel ist ein Abstimmungssieg, nicht ein ↗Konsens.

Die konstitutive Funktion der Debatte kommt zur Geltung, sobald der gleichberechtigte Vortrag aus entgegengesetzten Positionen abgeschlossen ist und wenn über die Beratungen eine von den Medien vermittelte Öffentlichkeit hergestellt wird. *(Schild)* Spätere kommunikative Formen wurden ebenfalls unter dem Begriff subsumiert, z. B. moderierte Talk-Runden im Fernsehen zu politischen Themen. Die strengen Regeln sind in diesen Formaten aufgelockert, das Aufeinandertreffen unterschiedlicher Positionen bleibt bestehen. Zu Entscheidungen kommt es nicht. Das Ziel besteht in der argumentativen Hilfe für die Meinungsbildung des Publikums zum strittigen Thema.

–, **amerikanische:** geleitete rhetorische Übungsform zu einem strittigen Thema. Es werden zwei Parteien mit mehreren Beteiligten gebildet. Das Rederecht gilt abwechselnd, beide Parteien vertreten ihren Standpunkt argumentativ gegeneinander. Das Publikum entscheidet über den überzeugenderen Standpunkt.

–, **parlamentarische:** ↗Debatte.

–, **Regensburger:** von der amerikanischen Debatte abgewandelte rhetorische Übungsform, die vom eigentlichen Debattenformat wegführt. Den Abschluss bildet nicht die Entscheidung des Publikums, sondern eine weitere Runde mit der Aufgabe der ↗Konsens-/Kompromissbildung. Weg von der Streit- hin zur Gesprächskultur. Emanzipatorischer Anspruch an ↗rhetorische Kommunikation. *(Allhoff)*

**Decodierung:** ↗Dekodierung.

**Deduktion:** Ableitung des Besonderen/Einzelnen vom Allgemeinen (↗Argumentation, deduktiver ↗Beweis).

**definieren:** wertungsfreie Zusammenfassung aller zentralen Merkmale eines Begriffes. Auch in Abgrenzung zu verwandten Termini.

**Defizithypothese:** historisch gesehen handelt es sich in der Gesprächsforschung um die erste These, die männliches und weibliches Sprechen (bezogen auf seine Merkmale) überhaupt differenziert. Allerdings wird dabei das männliche Sprechen als implizite Norm verstanden, an der weibliches Sprechen gemessen wird (erster Vorläufer der ↗Gender-Diversity-Theorie). *(Heilmann)*

**deiktisch:** zeigend. Deiktische ↗Gesten zählen zu den ↗Illustratoren und verweisen auf etwas außerhalb Liegendes.

**Deklamation:** im Dreischritt von ↗zitieren, ↗rezitieren und deklamieren meint Letzteres ein stark empathisches, die sprecherischen ↗Akzentmöglichkeiten intensiv nutzendes Sprechen von Texten, oft in übertriebener Redeweise. Häufig nicht mehr zielgruppen- und situationsadäquat.

**Dekodierung:** ↗Kodierung.

**Dekonstruktion von Geschlecht:** bezogen auf kommunikative Prozesse handelt es sich um die Aufhebung von normorientierten Zuschreibungen von Gender-Identitäten beim Sprechen. Wenn Geschlechtszugehörigkeit (sozial/kulturell) interaktional ausgehandelt werden kann, erweitert sich die Handlungsfreiheit, zwischen verschiedenen Gesprächsverhaltensweisen zu wählen (↗Gender-Diversity-Theorie). Dekonstruktion bedeutet außerdem, die Schwerpunktsetzung von nur einem Parameter zu erweitern auf unterschiedliche Ethnien, Alter, soziale Situationen und ↗Kommunikationsbiographien. *(Heilmann)*

**Denkblockade:** ↗Blackout.

**Denk-Sprech-Prozess:** (Sprechdenken, Sprech-Denk-Prozess) zweistufiger, parallel verlaufender Prozess. Was die Sprechenden ausdrücken wollen, entwickeln sie in einem gedanklichen Prozess in Form zentraler Kerne und vervollkommnen es anschließend beim Aussprechen. Während des Sprechens muss das noch zu Sagende antizipiert werden. *(Geißner)*

**Deskription:** (deskriptiv) eine sprachliche Erscheinung oder sprecherische Leistung wird bewertungslos beschrieben (Gegensatz: ↗präskriptiv).

**Detaillierungsfrage:** ↗Frage.

**Dezibel:** (dB) Maßeinheit (logarithmische Skala) zur Darstellung des für den Menschen hörbaren Schalldruckbereichs. Die subjektiv wahrgenommene ↗Lautstärke ist immer auch abhängig von der jeweiligen ↗Frequenz. Einen Schalldruck ab 120 dB empfinden die meisten Menschen als unangenehm oder sogar schmerzhaft (↗Schmerzschwelle).

**Dialekt:** lokale oder kleinregionale Sprachvarietät. Er kann sich in allen Sprachbereichen (↗Phonologie, Morphologie, Syntax, Lexik, Idiomatik, ↗Pragmatik) von anderen Dialekten wie auch von der Standardsprache unterscheiden. Dialekte besitzen eine eng begrenzte Verstehbarkeit. *(Schmidt/Herrgen)* Der Begriff Dialekt ist vom ↗Akzent zu unterscheiden, der sich nur auf die Aussprache bezieht.

**Dialektik:** klassisches Mittel der ↗Rhetorik zur Wahrheitsfindung, indem im ↗Diskurs ↗These und Gegenthese gegenübergestellt und erörtert werden, idealerweise um zu einer Synthese zu gelangen.

**dialektisch:** denken in Widersprüchen.

**Dialog:** rhetorisch betrachtet ist sein Kernwesensmerkmal die Wechselseitigkeit. Es bedarf des intentionalen Austauschs von sprachlichen Zeichen und des Vermögens der Adressaten, diese zu verstehen. Die Abgrenzung des Begriffes zu ↗Gespräch, ↗Konversation und ↗Diskurs ist fließend und in der Literatur unscharf definiert. Der Dialog ist eine Grundkategorie kommunikativer Handlungen, ohne spezifische Situationsbedingungen. *(Hess-Lüttich)*

**-analyse:** neues Paradigma der Linguistik seit der ↗kommunikativ-pragmatischen Wende. Bezieht sich auf die Untersuchung natürlicher gesprochener Sprache über die enge Satzbegrenzung hinaus unter dem Aspekt der Interaktion. *(Glück)*
**-fähigkeit:** setzt Interesse für die Meinung der anderen und gutes Zuhören voraus. Die eigene Position wird kritisch reflektiert.
**-forschung:** Paradigmenwechsel der Linguistik, Sprache als Dialog zu verstehen. Einer der Forschungsansätze zu natürlicher gesprochener Sprache, die sich unter dem Terminus ↗Diskursforschung subsumieren lassen. *(Becker-Mrotzek)*
**–, kontrollierter:** die Wechselseitigkeit des Gesprächsverlaufs wird verlangsamt, indem zunächst die Äußerungen des Gegenübers kurz zusammengefasst werden, ein minimales (bestätigendes) ↗Feedback (↗extraverbal) abgewartet und erst dann die Themenbearbeitung fortgesetzt wird. Auf diese Weise kann einerseits das inhaltliche Verstehen gesichert und andererseits dem Gegenüber Wertschätzung entgegengebracht werden. *(Pawlowski)*
**-situation:** ↗Sprechsituation.

**dialogisch:** Grundverständnis kommunikativer Prozesse.

**dialogische Ethik:** Maßstab der ↗Angemessenheit kommunikativen Verhaltens.

**dialogisches Prinzip:** konstituierende Unterscheidung der ↗Gesprächsanalyse zwischen initiierenden (agierenden) und respondierenden (reagierenden) Schritten im Gespräch, weiterführend zwischen Rede und Gegenrede. Wechselseitiges Aufeinander-Beziehen.
   **reziprok-dialogischer Ansatz:** *(Heilmann)* empirisch sprechwissenschaftliches Konzept, das die gleichzeitige Bezogenheit der Gesprächsbeteiligten sowohl auf ↗verbaler und ↗paraverbaler als auch auf ↗extraverbaler Ebene in der Weise untersucht, dass sowohl die sequentielle als auch die synchrone Wirkung zwischen Sprechenden und Hörenden analysiert wird.

**Diaphora:** rhetorische Figur. Wiederholung gleicher Wörter mit unterschiedlicher Bedeutung (↗Homophone). Wortspiel. (Bsp.: Sie setzte sich auf die Bank vor der Bank.)

**Diaphragma:** ↗Zwerchfell

**Differenzierungsvermögen, -auditives:** (↗phonematisches Hören) erlernte Fähigkeit, beim Hören die sprecherischen Realisierungen der kleinsten bedeutungsdifferenzierenden Einheiten (↗Phoneme) wahrnehmen zu können.

**Differenzhypothese:** historisch gesehen handelt es sich um eine These, in der das Sprechen von Frauen nicht mehr an der männlichen Norm gemessen, sondern als eigenständige Kategorie untersucht wird (Vorläufer der Gender-Diversity-Theorie). So gesehen handelt es sich um die erste These, die männliches und weibliches Sprechen in unterschiedlichen Kategorien beschreibt. Allerdings bleibt das männliche Sprechen als implizite Norm bestehen (Bsp.: Frauen haben meist eine höhere Stimmlage als Männer). Erst aus diesem Forschungsansatz entwickelt sich die eigentliche Konstruktion von Geschlecht (die später wieder ↗dekonstruiert wird). *(Heilmann)*

**Digital literacy:** ↗Medienkompetenz.

**Diphthong:** (Zwielaut, Doppellaut) Lautverbindung, die aus zwei ↗Vokalen besteht: au [ao̯], ei [ae̯], eu [ɔœ̯]. Der jeweils erste Vokal ist dominant, der zweite fallend, die Veränderung von Zungen-und Lippenbewegung ist gleitend. Dem ersten Laut fehlt die vollständige Abschwingphase, dem zweiten Laut die vollständige Anschwingphase. So entsteht das gleitende Ineinander.

**Diplophonie:** im Stimmklang einer Person ist gleichzeitig Zweistimmigkeit zu hören. Häufig ein Symptom bei hyperfunktioneller ↗Dysphonie.

**Diskurs:** nicht klar abgrenzbar gegenüber anderen Termini wie ↗Dialog oder ↗Gespräch. *Becker-Mrotzek* nutzt ihn als Oberbegriff für authentische dialogische Kommunikationsprozesse speziell wegen seiner umfassenden textuellen Weite. Die Bedeutung des Begriffs bezieht sich ursprünglich auf die Prüfung des Geltungsanspruchs einer These oder Position im Rahmen einer ↗Argumentation. *(Böhler/Gronke)*
-analyse: einer der Ansätze innerhalb der ↗Diskursforschung, die umfassende mündliche Äußerungssequenzen mehrerer Sprechender in authentischen Diskursen untersucht. Dabei werden die situativen Bedingungen und pragmatischen Aspekte berücksichtigt. *(Becker-Mrotzek)* In der Diskursanalyse werden Gespräche als gesellschaftliche Erscheinungsformen verstanden, die sich gesellschaftlich ausgearbeiteter kommunikativer Muster bedienen.
-forschung: Oberbegriff für unterschiedliche Ansätze und Richtungen einer gesprächsanalytisch orientierten linguistischen Gesprächsforschung. Sie untersucht authentische Gespräche mit dem Ziel, den Zusammenhang von sprachlichen Formen und kommunikativen Zwecken zu erklären. Innerhalb dieser Disziplin lassen sich auch ↗Pragmatik, ↗Konversations- und Gesprächsanalyse und ↗Dialoganalyse oder ↗Diskursanalyse subsumieren. *(Becker-Mrotzek)*
-typen: charakteristische funktionale Einheiten, die spezifischen Handlungsmustern folgen und durch die Diskursanalyse untersucht und beschrieben werden (z. B. Beratungs- oder Verkaufs- oder Reklamationsgespräch).

**Diskussion(s):** ↗Klärungsgespräch. Ihr Anspruch ist das wechselseitige, faire Darstellen von Meinungen. Das Diskussionsziel besteht in einer gemeinsamen Problemlösung, ohne strategisches Vorteilskalkül. Idealerweise werden nur sinnvolle Argumente zugelassen, und die Beteiligten suchen gleichberechtigt nach einem geltungsfähigen Konsens. Es muss ein wirklicher Klärungsbedarf bestehen. *(Böhler/Katsaoulis)* In bestimmten Kommunikationssituationen (↗Konferenzen, politischen Veranstaltungen) kann der Diskussion ein einführender ↗Vortrag vorangehen. Diskussionen werden oft moderiert.

**Dispositio:** Gliederung und Ordnung der Redeteile, unter Beachtung des inneren Zusammenhangs. In der antiken ↗Rhetorik der zweite Teil der rhetorischen Kunstlehre (↗partes rhetoricae), neben ↗inventio, ↗elocutio, ↗actio und ↗memoria.

**Dissens:** bezeichnet eine Meinungsverschiedenheit bezüglich einer Streitfrage (↗Argumentation). Er ist das Gegenteil zum ↗Konsens.
 **–, kritischer:** nach einer ↗Argumentation weiterhin bestehende Meinungsverschiedenheit zum Streitthema. Die jeweiligen Standpunkte werden jedoch durch den Austausch der ↗Argumente nachvollziehbar und transparent und können somit kritisch abgewogen werden.

**Dissonanz:** Missklang, Unstimmigkeit, Widerspruch.
 **–, kognitive:** *(Festinger)* Widerspruch zwischen eigenem Wissen und Handeln. Ein als unangenehm empfundener Spannungszustand. Diesen Zustand zu mindern oder zu überwinden kann Motivation dafür sein, das Verhalten oder die Einstellung zu ändern. Hat in der ↗Rhetorik Bedeutung z. B. in Bezug auf ↗Redeangst.

**Distanz:** räumlicher, emotionaler oder sozialer Abstand zwischen Menschen. Die Veränderung des Verhältnisses von Nähe und Distanz der Sprechenden untereinander in kommunikativen Prozessen hat Einfluss auf das Gelingen von Gesprächen. Gegensatz: ↗Nähe.

**Distichon:** ↗Versmaß. Zweizeiler, wobei der erste ↗Vers ein ↗Hexameter und der zweite Vers ein ↗Pentameter ist. *(Braak)*

**Distinktion:** Unterscheidung.

**distinktiv:** bedeutungsunterscheidend. Das Sprachsystem besteht aus unterschiedlich großen Einheiten. ↗Phoneme werden als die kleinsten bedeutungsunterscheidenden lautlichen Einheiten charakterisiert (Bsp.: /s/ – /z/: reißen – reisen). Im Unterschied dazu sind die ↗Morpheme die kleinsten bedeutungstragenden Einheiten.

**Distribution:** Vorkommen/Verteilung. Die Kombinationsmöglichkeiten für das Vorkommen und die Verteilung von Vokalen und Konsonanten in einer Sprache sind einerseits begrenzt und charakterisieren dieselbe andererseits (Bsp.: keine Kombination <mk> im Anlaut). Die Regeln der ↗Phonotaktik bestimmen die Verteilung in bestimmten ↗Lautumgebungen einer Sprache.

**Ditention:** (Abstandsbildung) unter sozialpsychologischen Aspekten sind in kommunikativen Prozessen unterschiedliche persönliche Haltungen möglich: Zuwendung (↗Affiliation) bzw. Abstandsbildung (Ditention) und Machtverhalten (↗Dominanz) bzw. Sich-fügen (↗Komplianz). *(Benesch)*

**Diversion:** Ablenkung, Umleitung. Im kommunikativen Kontext der Versuch, durch z. B. ablenkende (Zwischen-)↗Fragen oder Themenverschiebungen die Beantwortung der Ausgangsfrage zu verzögern oder zu vermeiden.

**Doing-Gender-Hypothese:** historisch gesehen handelt es um die These, dass Männer und Frauen (bezogen auf die spezifischen Merkmale beim Sprechen) aus einem Repertoire von Möglichkeiten (situativ bedingt) die jeweiligen Parameter nutzen können, die ihnen zur Erreichung ihres ↗Kommunikationszieles als wirksam erscheinen (Vorläufer der ↗Gender-Diversity-Theorie). Situativ variable Konstruktion von Gender. Sowohl die ↗female/male-Register-Hypothese als auch der Ansatz vom ↗Code-Switching sind hier einzuordnen. *(Kotthoff)*

**Dominanz:** unter sozialpsychologischen Aspekten sind in kommunikativen Prozessen unterschiedliche persönliche Haltungen möglich: Zuwendung (↗Affiliation) bzw. Abstandsbildung (↗Ditention) und Machtverhalten (Dominanz) bzw. Sich-fügen (↗Komplianz). *(Benesch)*

**Doppelsinnfrage:** eine Form der ↗indirekten Frage. Wenn die eigentliche Frage (z. B. aus kultureller Konvention) nicht gestellt werden kann und der Versuch unternommen wird, durch eine andere Frage indirekt die gleiche Antwort zu evozieren.

**double bind:** *(Watzlawick)* eine Person erhält in einer ↗Kommunikationssituation zwei widersprüchliche Botschaften (oder Aufträge), gegebenenfalls über unterschiedliche Kanäle (↗verbal versus ↗extraverbal). Die Situation ist nicht befriedigend auflösbar.

**Dreischritt:** ein Gesprächsbeitrag in drei Schritten (Sätzen): Vorbereitende Erklärung, ↗Argument, ↗Zielsatz.

**Dreispaltenkonzept:** wird in der Fachliteratur unterschiedlich beschrieben. Die gängigste Variante *(Wagner)* bezieht sich auf eine optische Unterteilung eines Stichwortzettels in (1) eine Gliederungsspalte (Kerngedanken, Grobgliederung), (2) eine Hauptspalte (↗Argumentation, ↗Thesen, ↗Begründungen) und (3) eine Reservespalte (Zusatzinformationen).

**Du-Aussage/-Botschaft:** *(Gordon)* die eigene (kritische) Meinung zu Sachverhalten, Emotionen oder Beziehungen wird dem Gegenüber im Gespräch als Kritik oder Vorwurf formuliert. Dadurch entstehen im Gegensatz zu ↗Ich-Botschaften schnell Kränkungen oder Verletzungen (Bsp.: „Du bist beim Reden unsicher" ist schwerer als ↗Feedback anzunehmen als „Auf mich hast Du noch unsicher gewirkt").

**Dubitatio:** rhetorische Figur. Vortäuschung rednerischer Hilflosigkeit, um die Zuhörerschaft zur Bestätigung herauszufordern.

**Dynamik:** Merkmal der ↗Prosodie, ↗Lautstärke des Gesprochenen. Auditiv erfassbar in Übergängen von (sehr) leise zu (sehr) laut. Akustisch messbar in ↗Phon (Lautstärkepegel) oder ↗Dezibel (Schalldruck).
   **-merkmale:** (↗dynamische Akzente) Verstärkung des Druckes der Ausatmungsluft an den Stimmlippen.
   **-verlauf:** charakteristisch für den Dynamikverlauf des Gesprochenen sind der ↗Range (Differenz von der leisesten zur lautesten Stelle) und die Häufigkeit des Dynamikwechsels.

**Dysarthrie:** Sammelbegriff für verschiedene Störungen des Sprechens, die durch erworbene Schädigungen der unteren Hirnnervenkerne oder ihrer zentralen Innervation verursacht werden. Der Grad der Beeinträchtigungen von ↗Artikulation, ↗Phonation und ↗Prosodie ist abhängig vom Ausmaß und Sitz der Schädigung. *(Franke)*

**Dysgraphie:** (Dysgrafie) Störung des Schreibens ohne Lesestörung. Ein Symptom bei ↗Aphasie.

**Dyslalie:** (Artikulationsstörung, Sprechstörung, phonetisch-phonologische Störung, Stammeln) Sammelbegriff für verschiedene Störungen des Artikulationsprozesses, die durch funktionelle, audiogene, sensorische und auch organisch bedingte Störungen verursacht werden können. *(Franke)* Grundsätzliche Unterscheidung in ↗phonetische und ↗phonologische Störungen. Je nachdem wie viele Laute betroffen sind, spricht man von partieller, multipler oder universeller Dyslalie. Eine der häufigsten Erscheinungen ist die Störung des s-Lautes (↗Sigmatismus).

**Dyslexie:** ↗Legasthenie.

**Dysphagie:** Schluckstörung. Peripher (Entzündungen) oder zentral (neurologische Erkrankungen) bedingt.

**Dysphasie:** Sprachstörung nach dem abgeschlossenen Erwerb der Muttersprache durch Schädigung der ↗Sprachzentren. Kompletter Verlust: ↗Aphasie.

**Dysphonie:** (Stimmstörung) beeinträchtigte Funktion der Stimme, Veränderung des ↗Stimmklangs und/oder der Leistungsfähigkeit bzw. der Belastbarkeit der Stimme (Stimme klingt heiser, rau, belegt und ermüdet schnell). Bei sprechintensiven Berufen ist die häufigste Ursache eine Fehl- oder Überbelastung der Stimme (↗Berufsdysphonie). Ursachen von Dysphonien können organisch sein (Veränderung im ↗Kehlkopf und/oder ↗Ansatzrohr), funktionell (fehlerhafte Funktion) oder psychisch (psychische Fehlsteuerung). Dysphonien können vom

Erscheinungsbild her hyperfunktionell (Überspannung) oder hypofunktionell (Unterspannung) im Vergleich zu einem physiologisch ausgewogenen Aufwand sein. *(Franke)*

–, **organische:** Stimmstörung, für deren Entstehung organische Ursachen verantwortlich sind. Es ist eine organische Veränderung (besonders der ↗Stimmlippen) festzustellen (z. B. Entzündungen, Polypen, Missbildungen). Nachfolgend zeigen sich in den meisten Fällen Funktionseinschränkungen. Sekundär organische Stimmstörungen können in der Nachfolge einer Fehlfunktion entstehen (z. B. Stimmlippenknötchen). Organische Stimmstörungen können konstitutionell bedingt sein (z. B. Stimmschwäche), entzündliche oder hormonelle Ursachen haben oder durch Verletzungen, Tumoren oder Lähmungen hervorgerufen werden. *(Hammer)*

–, **psychogene:** Stimmstörung, bei der weder eine organische Ursache noch eine Fehlfunktion vorliegen. Das Klangbild der hyper- oder hypofunktionellen Dysphonie oder ↗Aphonie stellt eine psychisch beeinflusste Krankheitserscheinung dar. *(Hammer)*

–, **funktionelle:** durch falschen Gebrauch entstandene ↗Stimmstörung. Überlastung (ponogen), Nachahmung von Stimmidolen (mimetogen), eine eingeschränkte ↗auditive Wahrnehmung (senso-audiogen) oder eine Fehlkoordination von ↗Atmung und ↗Stimmeinsatz (senso-kinetogen) können die Ursachen sein. Weiterhin ist eine Fehlkompensation (adaptogen) bei anlagebedingten oder erworbenen Funktionseinschränkungen im ↗Kehlkopf möglich. *(Schürmann)* Die Störung kann sowohl durch zu starke Stimmlippenspannung (hyperfunktionell) als auch durch zu geringe Stimmlippenspannung (hypofunktionell) entstehen.

# E

**Echolalie:** wörtliche oder leicht abgewandelte spontane Wiedergabe von Gehörtem. Physiologische Phase in der kindlichen Sprachentwicklung. Kann auch bei ↗Aphasien oder Menschen mit Langdon-Down-Syndrom oder psychischen Erkrankungen vorkommen. *(Franke)*

**Einatmung:** (Inspiration)↗Atmung. Durch den reflektorisch ausgelösten Einatmungsimpuls flacht sich das ↗Zwerchfell ab, und Rippen und Brustbein werden leicht gehoben, so dass sich der Brustraum vergrößert und sich dabei durch Adhäsionskräfte die Lungenflügel weiten. Der dadurch entstehende Unterdruck hat zur Folge, dass so lange Luft einströmt, bis der Druckausgleich wieder hergestellt ist. Einatmen durch die Nase hat den Vorteil, dass die Luft vorgewärmt und gereinigt wird und der Einatmungssog kräftiger erfolgt. *(Franke)*

**Einleitung:** Eröffnungssätze einer Rede. Mit ihnen sind die Ziele verbunden, Kontakt zum Hörerkreis aufzubauen, Interesse für das Thema zu wecken und die eigene Kompetenz transparent zu machen.

**Einstellung(s):** Leitbild (Wertekanon). Meinung, Ansicht, inneres Verhältnis, das jemand zu einer Sache, also einem Meinungsgegenstand hat. Einstellungen entstehen aus Erfahrungen oder aus praktischem Handeln. Sie bestimmen die Äußerungen, Entscheidungen und/oder Handlungen des Menschen. Eine Einstellung ist ein mehrdimensionales Konstrukt (Sozialpsychologie) aus kognitiven, affektiven und handlungsorientierten Merkmalen und ist im Selbstkonzept der Person verankert. Wenn die affektive Komponente besonders stark ausgeprägt ist, spricht man auch von ↗Vorurteil. *(Pawlowski)*

**-veränderung:** im Verlaufe u. a. kommunikativer Prozesse (↗Argumentation) sind Einstellungsdifferenzierungen möglich, insbesondere wenn dadurch ein Zustand ↗kognitiver Dissonanz hervorgerufen wird. Vor wichtigen ↗Gesprächen ist es daher vorteilhaft, die Einstellungen des Gegenübers zum Thema zu kennen.

**Einstellungsgespräch:** ↗Gespräch. Eine spezifische asymmetrische Gesprächsart mit dem Ziel zu klären, ob eine Person für eine bestimmte Arbeitsstelle qualifiziert ist.

**Einwandvorwegnahme:** in der Vorbereitung auf eine ↗Rede oder ein ↗Gespräch wird versucht, durch Perspektivübernahme (↗Perspektivwechsel) mögliche Gegenargumente zur eigenen Position (Einwände) vorauszusehen und sie argumentativ zu bearbeiten.

**Einwurf:** zählt zu den neutralen ↗Interventionen (direkte Eingriffe) in Gesprächsprozessen. Es handelt sich überwiegend um eine das ↗Rederecht nicht bedrohende Zwischenbemerkung. Der Einwurf kann jedoch aus einem einfachen ↗Zuruf zu einem Begründungsakt erweitert werden, dem dann eine rederechtbeanspruchende Potenz innewohnt. *(Kotthoff)*

**Elementarprozesse des Sprechens:** Grundlegende Voraussetzungen zur Sprechkommunikation. Hierzu zählen ↗Atmung, ↗Stimmerzeugung, ↗Artikulation, ↗Prosodie und ↗Körperausdruck, aber auch ↗Sprechdenken und ↗Hörverstehen. Sie gehören zu den leibhaften Faktoren der Sinnkonstituierung. *(Geißner)*

**Elision:** Weglassen oder Ausfallen von ↗Lauten oder Lautverbindungen.

**Elocutio:** (Formulierungskunst) sprachliche Gestaltung der in der ↗inventio gefundenen und in der ↗dispositio geordneten Gedanken der ↗Rede. Regeln des Sprachgebrauchs unter dem Aspekt der Wirkung. Die sprachliche Form, die Argumente glaubwürdig erscheinen lässt. Dritter der fünf Aufgabenbereiche des Redners in der Antike (↗partes rhetoricae).

**Eloquenz:** (Eloquentia) ↗Beredsamkeit.

**Ellipse:** Auslassung von sprachlichen Elementen, die situationsbedingt überflüssig sind, zur normgerechten Vollständigkeit einer sprachlichen Struktur jedoch gehören würden (Bsp.: „klar" für: „Jetzt ist mir der Zusammenhang klar geworden.").

**Embleme:** *(Ekman/Friesen)* stark kodifizierte ↗Körperausdruckselemente mit kulturabhängigem Ausdrucksrepertoire. Sie können lexikographisch erfasst werden und unterscheiden sich dadurch von ↗sprechbegleitenden Gesten.

**Emoticon:** Zusammenziehung der Wortteile von **Emot**ion und **Ikon** (Bild). Bildhafter (☺) oder zeichenhafter ;-( Ausdruck von Emotionen in ↗medialer Kommunikation.

**Emotionen:** häufig wiederkehrende, universell (kulturübergreifend) anzutreffende Bewertungsprozesse von subjektiven und objektiven Faktoren und Ereignissen durch das neurale/hormonale System. *(Zentner/Scherer)* Bezogen auf die ↗sprachliche Kommunikation ist der Ausdruck von Emotionen auf ↗verbaler, ↗paraverbaler und ↗extraverbaler Ebene möglich. Da es sich um einen komplexen Vorgang handelt, der nicht eindimensional beschreibbar ist, wird deutlich, dass kein festgeschriebenes Merkmalbündel konfigurierbar ist. Anzahl und

Ausprägungen von Emotionen werden in der Fachliteratur unterschiedlich diskutiert. Übereinstimmend werden als Basisemotionen Angst, Trauer, Wut und Freude bezeichnet. *(Ekman/Friesen)* Die Loslösung von strenger Klassifikation zeigt das Dimensionsmodell von *Kienast*.

**Empathie:** bezogen auf ↗mündliche Kommunikation ist einfühlendes Verstehen und somit die Fähigkeit, einen ↗Perspektivwechsel vorzunehmen, um die emotionale Situation des Gegenübers zu erkennen und nachzuempfinden. Empathie der Gesprächsbeteiligten unterstützt das Gelingen eines ↗Gesprächs, die wechselseitige Verständigungshandlung.

**Empfänger:** ausgehend vom Nachrichtensystem wurden in den ersten Modellierungen kommunikativer Prozesse (orientiert an kybernetischen Modellen) die Sprechenden als Sender (Expedienten) und die Hörenden als Empfänger (Perzipienten) benannt. Diese Bezeichnungen beruhen auf der Ausgangsthese, dass Nachrichten über einen Kanal vom Sender, der die Nachrichten kodiert, zum Empfänger, der sie dekodiert, übermittelt werden. Eine weitere Verbindung zwischen Sender und Empfänger besteht über Rückkopplungskreise. *(Lindner)* Auch im ↗Organon-Modell *(Bühler)* finden sich diese Bezeichnungen. Erst mit dem Verständnis von Gesprächen als einem wechselseitigen Prozess und einer gemeinsamen ↗Sinnkonstituierung *(Geißner)* wird das Sender-Empfänger-Modell (↗Kommunikation) abgelöst.

**Emphase:** Nachdrücklichkeit. Wird besonders über die ↗paraverbale Ebene (↗Lautstärke, ↗Melodie) vermittelt.

**Empirie:** Erfahrungswissenschaft. Systematisches Vorgehen, Suche nach Wesenswerkmalen eines Gegenstandes. Der Forschungsprozess knüpft immer an bekanntem Wissen an und führt (idealerweise) zu neuen Erkenntnissen. Zum allgemeinen Wissen wird die Erkenntnis, wenn sie unabhängig vom erkennenden Subjekt gültig ist. Bekannte Theorien können ↗verifiziert (bestätigt) oder ↗falsifiziert (widerlegt) werden. Empirische Forschung in der Sozialwissenschaft nutzt Methoden wie ↗Interview, ↗Fragebogen, ↗Feldforschung, sinnliche Wahrnehmungen, Experimente. Die Ansätze können ↗quantitativ (statistische Auswertungsmöglichkeit) und/oder ↗qualitativ (teilnehmende Beobachtung, Quellenkritik, Fragen nach Ursachen) sein. Zentrale Merkmale sind die Wiederholbarkeit und Überprüfbarkeit. Sprechwissenschaftliche Wirkungsforschung, ↗Gesprächsforschung oder Stimmforschung sind z. B. empirische Forschungsansätze.

**Encodierung:** (Enkodierung) ↗Kodierung.

**Engelaut:** (Reibelaut) ↗Frikativ.

**Enjambement:** Zeilensprung. In der Lyrik vorkommendes Stilmittel. Teile einer syntaktischen Einheit eines ↗Verses werden in den nachfolgenden Vers übernommen.

**Enthymem:** Begriff wird in der rhetorischen Literatur kontrovers diskutiert. Die größte Gemeinsamkeit besteht in der Auffassung, dass es sich um ein ↗deduktives Beweisverfahren handelt, das dem rhetorischen ↗Syllogismus entspricht, in welchem ↗Prämissen implizit bleiben. Schlüsse, die gezogen werden, beruhen auf Wahrscheinlichkeiten. *(Hannken-Illjes)*

**Entspannungsmethoden:** Übungen für einen somatisch-vegetativen Spannungsausgleich (↗Eutonie). Als in der Praxis bewährte Konzepte gelten z. B. ↗autogenes Training *(Schultz)*, ↗progressive Muskelentspannung *(Jacobson)*, ↗Eutonie *(Alexander)*, Lösungs-Atemtherapie *(Schaarschuch)*, ↗Funktionelle Entspannung *(Fuchs)* u. a. Sie sind einsetzbar bei allen Störungen mit erhöhter Spannung. *(Franke)*

**Epipher:** Umkehr des ↗Anapher. Wiederholung von Wörtern am Ende aufeinanderfolgender Sätze.

**Eristik:** pejorativer Sammelbegriff für unsachliche Gesprächsbeiträge. Das Gegenüber wird in Widersprüche verwickelt oder zu fragwürdigen Aussagen verleitet, oft durch Scheinbeweise. Mit dem Begriff werden auch Kommunikationsprozesse belegt, deren Themen als fragwürdig oder überflüssig angesehen werden. Schimpfwort für Debattiersucht. *(Dietz)*

**Ersprechen:** sprechen eines Textes ohne Gestaltungsbemühung und mit halblauter Stimme, um die dem Text angemessene ↗Schallform zu entwickeln und sowohl die ↗Grundstimmung des Gesamttextes als auch der einzelnen ↗Teilstimmungen sprecherisch zu erarbeiten. *(Krech)*

**Erzählen:** Bestandteil ↗mündlicher Kommunikation. Unterstützt durch Anknüpfen an alltagsweltliche Erfahrungen, hohe Bildhaftigkeit und Anschaulichkeit das Verstehen von Texten.

**Epiglottis:** ↗Kehldeckel.

**Ethno-Rhetorik:** Regeln für wechselseitige Verständigungsprozesse zwischen Angehörigen unterschiedlicher Ethnien. Weiterhin eine grundsätzliche kulturverstehende Perspektive im Zusammenhang mit kulturübergreifenden Forschungen. *(Kammhuber)*

**Ethos:** bezieht sich auf die Glaubwürdigkeit des ↗Redners (und seiner Selbstpräsentation). Ethos war in der Antike eines der drei zur Redekunst gehörenden Überzeugungsmittel (neben ↗Pathos und ↗Logos). *(Robling)*

**Euphemismus:** beschönigender Ausdruck.

**Euphonie:** Wohlklang der ↗Stimme.

**Eutonie:** (Eutonus) ausgewogene Muskelspannung des Körpers zwischen Überspannung und Erschlaffung. Betrifft auch die Stimm- und Artikulationsmuskulatur und den Atemdruck. In diesem Spannungsausgleich findet die Stimme zu ihrer natürlichen Sprechstimmlage, der sog. ↗Indifferenzlage.

**Exordium:** ↗Einleitung. In der antiken ↗Rhetorik kunstgerechter Eingangsteil einer ↗Rede mit dem Ziel, das Wohlwollen des Publikums zu erlangen und das Interesse auf den ↗Redegegenstand zu richten. *(Schöpsdau)* Steht in der antiken Rhetorik als erster Teil neben ↗Argumentatio (Argumentation), ↗Narratio (Erzählung des Geschehens) bzw. ↗Propositio (Darlegung des Sachverhalts) und ↗Conclusio (Schlussfolgerung, Abschluss).

**Expansionsverhinderung:** Begriff der linguistischen ↗Gesprächsforschung. Wird zu einem ↗Turn ein ↗Einwurf formuliert, handelt es sich eigentlich um eine das ↗Rederecht nicht bedrohende Zwischenbemerkung. Wird diese jedoch erkennbar zu einem Begründungsakt erweitert, kann diese Ausweitung (↗Unterbrechungsversuch) abgewehrt werden.

**Explosiv:** (Plosiv, Verschlusslaut) im Deutschen die ↗Lenis-Laute [b, d, g] (stimmhaft) und die ↗Fortis-Laute [p, t, k] (stimmlos). Sie werden durch einen Verschluss zwischen ↗Artikulationsstelle und ↗artikulierendem Organ gebildet. Zur Lauterzeugung muss der ↗Verschluss gesprengt (↗Atemdruck) werden.

**Expressem:** Einheiten auf ↗paraverbaler (↗prosodischer) Ebene. Diskrete prosodische Einheiten tragen auf lexikalischer Ebene zur ↗Distinktion von ↗Silben und ↗Morphemen bei und auf syntaktischer Ebene zur Markierung syntaktischer Einheiten (↗Prosodeme). Expresseme sind kontinuierliche Einheiten mit Konventionalisierung und haben eine kommunikative Funktion. *(Heike)*

**Exspiration:** (Ausatmung) ↗Atem. Gegenbewegung zur Einatmung. Das erschlaffende ↗Zwerchfell wird durch den Druck im Bauchraum nach oben gewölbt, die Lungenflügel werden zusammengedrückt, so dass ein Überdruck entsteht, der durch das Entweichen der Ausatmungsluft wieder ausgeglichen wird. Es bleibt immer ein expiratorisches Reservevolumen bestehen. *(Franke)*

**extraverbal:** (extralingual, extralinguistisch) körperliche Ausdrucksmittel in ↗mündlichen Kommunikationsprozessen. Extraverbale Merkmale sind auf die Sprache/auf das Sprechen bezogen, aber für das Verständnis nicht unmittelbar mit ihnen verbunden. Gesprochene Sprache wird auf drei Ebenen kommuniziert: ↗verbal (sprachliche Zeichen), ↗paraverbal (↗Prosodie) und ↗extraverbal. Nicht-konventionalisierte körperliche Bewegungen im Kommunikationsprozess werden als ↗Körperausdruck, konventionalisierte Bewegungen als ↗Körpersprache bezeichnet.

# F

**Fake News:** Informationen, Nachrichten, Neuigkeiten, die medial verbreitet werden, jedoch keine faktische Grundlage haben.

**Falsett:** ↗Kopfstimme.

**falsifizieren:** entkräften, widerlegen (↗Argumente, Hypothesen).

**Feedback:** (Rückmeldung) individuelle Informationen an eine Person über die Wirkung einer ↗Rede oder eines ↗Gesprächsbeitrags. Subjektive Eindrücke (↗Ich-Botschaften) werden geschildert, gestützt durch Wissen und Erfahrungen. Formuliert werden Beobachtungen zu Redeleistungen, was gleichzeitig bedeutet, dass Gelungenes und weniger Gelungenes benannt werden, hilfreich formuliert. Feedback heißt nicht Kritik, sondern Stärkung der erkannten Ressourcen und Unterstützung für Verbesserungsmöglichkeiten. Das unterscheidet hilfreiches Feedback grundsätzlich von dem ursprünglichen Verständnis der Störungsrückmeldung zur Prozessoptimierung im Sender-Empfänger-Modell. ↗Empfänger.

**-regeln:** aus dem Konzept der ↗Themenzentrierten Interaktion (TZI) entwickelten sich allgemeingültige Regeln für ein hilfreiches Feedback im Rahmen kommunikativer Prozesse: Wahrnehmungen als ↗Ich-Botschaften, Direktheit, Konkretheit. Feedback nur, wenn das Gegenüber aufnahmefähig ist, keine Verallgemeinerungen. *(Lemke)*

**Feldforschung:** ↗empirischer Forschungsansatz, mit welchem Untersuchungsdaten in konkreter, natürlicher Umgebung erhoben werden. Die Experten gewinnen die Daten vor Ort (Tonaufnahmen, Befragungen, teilnehmende Beobachtung).

**Female Register/Male Register:** historisch gesehen handelt es sich bezüglich der Merkmale beim Sprechen von Frauen und Männern um eine These, die durch den Ansatz vom ↗Code-Switching abgelöst wird. Die Differenzierung in ein male- und ein female-Register *(Crosby/Nyquist)* soll deutlich machen, dass es sich bei den sprecherischen Merkmalen um ein Repertoire von möglichen Verhaltensweisen handelt, das zwar präferenziell nur von einer Gruppe genutzt wird, aber grundsätzlich allen zur Verfügung steht. Die Entscheidungen werden neben dem Geschlecht wesentlich auch von der ↗Sprechsituation, dem Rollenverhalten und den Sozialstrukturen bestimmt. Das Konzept ist eines der Vorläufer der ↗Gender-Diversity-Theorie. Der Register-Ansatz und der Ansatz des Code-Switching werden als ↗„Doing Gender" zusammengefasst, weil sie nicht von festen Zuschreibungen ausgehen. *(Heilmann)*

**Fistelstimme:** ↗Kopfstimme.

**Flüsterdreieck:** (Flüsterstellung) der vordere muskulöse Teil der ↗Glottis ist geschlossen, d. h. die ↗Stimmlippen sind aneinandergelegt. Im hinteren Teil bleibt eine dreieckige Öffnung bestehen, gebildet durch die ↗Aryknorpel, das sog. Flüsterdreieck. Die dort entweichende ↗Ausatmungsluft führt zu einem Reibegeräusch. *(Franke)*

**flüstern:** ↗Stimm- und ↗Lauterzeugung mit der Stimmlippenposition des ↗Flüsterdreiecks.

**Formant:** durch die Schwingungen der Stimmlippen entstehen ein sog. ↗Grundton und vielfache Teiltöne. Im ↗Ansatzrohr werden einige dieser Teiltöne abgeschwächt und andere verstärkt (↗Resonanz). Die für einen Vokal charakteristischen verstärkten Teiltöne heißen Formanten. Die ersten beiden Formanten wirken vokalkonstituierend und sind damit gleichzeitig vokaldifferenzierend. Die ↗Grundfrequenz von Frauenstimmen liegt um 200 Hz, die Grundfrequenz von Männerstimmen um 100 Hz. *(Eckert)*

**fortis:** hoher Grad der Artikulationsspannung bei Konsonanten (Gegensatz: ↗lenis). Im Deutschen meist verbunden mit ↗Stimmlosigkeit.

**Frage:** linguistisch gesehen ist sie ein Teil der Paarsequenz Frage-Antwort. Fragen besitzen Aufforderungscharakter (↗Appell). Die verschiedenen Fragetypen werden mit unterschiedlichen Intentionen formuliert. Das allgemeinste Ziel ist der Wunsch, ein Wissens- bzw. Informationsdefizit zu reduzieren.
  **Alternativ-:** in einem Kommunikationsprozess gibt es bei diesen Fragen nur zwei Wahlmöglichkeiten. Die Betroffenen können sich nur für eine der Möglichkeiten entscheiden (entweder – oder).
  **Begründungs-:** von den Befragten wird eine ↗Begründung ihrer vorher geäußerten Position erwartet (Bsp.: „Warum bist Du dieser Ansicht?").
  **Definitions-:** um sicherzustellen, dass alle Gesprächsbeteiligten vom gleichen Wissensstand ausgehen, werden Definitionen (↗Bedeutungen) von Kernbegriffen im Vorfeld erfragt.
  **Detaillierungs-:** um komplexe Fragestellungen in Teilaspekte zu gliedern, kann die Bitte um Detaillierung (im Einzelnen darlegen) verständnisfördernd sein.
  **Entscheidungs-:** ↗Alternativfrage. ↗Mehrfachwahlfrage.

**Ergänzungs-:** ↗offene Frage, die Befragten können zu vorher Gesagtem aus ihrer Sicht Weiteres hinzufügen.

**Fakten-:** die Notwendigkeit zu einer Entscheidung kann verzögert werden, indem noch nach konkreten Zahlen und Daten gefragt wird.

**Fang-:** Versuch, die Befragten durch Unterstellungen (ohne Begründungen) in Bedrängnis zu bringen (Bsp.: „Über die Wichtigkeit von Autos müssen wir ja nicht diskutieren. Oder?"). ↗Suggestivfrage.

**Filter-:** klärt im Vorfeld ab, ob die Angesprochenen überhaupt die Zielgruppe sind.

**Gegen-:** eine gestellte Frage wird nicht beantwortet, es wird mit wiederum einer Frage reagiert. Kommunikativ gesehen kann es einerseits ein Ausweichen bedeuten, andererseits eine Konkretisierung im Sinne einer ↗Detaillierungsfrage sein.

**–, geschlossene:** sie lässt nur vorher festgelegte Antwortmöglichkeiten zu (↗Alternativfrage, ↗Mehrfachwahlfrage). Möglichkeit schneller, knapper Informationsgewinnung. Kein sich entwickelndes Gespräch.

**–, indirekte:** überwiegend erkennbar an der Nebensatzstruktur (Bsp.: „Ich weiß nicht, ob…".). Befragte werden nicht direkt angesprochen, sie müssen aus der Bedeutung des Satzes erschließen, dass sie eine Antwort geben sollen.

**Klärungs-:** hilft, unklare Situationen zu strukturieren und den Gesprächsbeteiligten einen gleichen Wissensstand zu ermöglichen. Bezieht sich eher auf den kommunikativen Prozess als auf Daten und Fakten (↗Detaillierungsfrage, ↗Faktenfrage).

**Kontroll-:** besonders in pädagogischen Kontexten häufig vorkommende Frage. Sie sichert, dass das Gesagte auch verstanden wurde.

**Meinungs-:** erfragt Meinungen, Positionen, ↗Einstellungen und Einschätzungen der Befragten (Gegensatz: ↗Sachfrage).

**Mehrfachwahl-:** (multiple choice) im Unterschied zur ↗Alternativfrage stehen mehrere Antwortmöglichkeiten zur Verfügung. Alle Auswahlantworten sind festgelegt vorformuliert.

**Nach-:** Nähe zu ↗Detaillierungsfrage, ↗Faktenfrage und ↗Klärungsfrage. Vor der Beantwortung der eigentlichen Frage besteht noch Klärungsbedarf.

**–, offene:** es werden keine vorformulierten Antworten angeboten, im Gegensatz zur ↗geschlossenen Frage. Die Befragten antworten in freier Formulierung. Die Antworten entwickeln sich dadurch komplexer und ermöglichen somit einen höheren Erkenntnisgewinn. Gleichzeitig sind Antworten auf offene Fragen von verschiedenen Befragten schwerer vergleichbar.

**–, rhetorische:** es wird keine Antwort erwartet, weil (a) allen die Antwort klar ist oder (b) es sich um eine ↗Einwandvorwegnahme handelt oder (c) beim Hörerkreis Interesse für das Thema geweckt werden soll. Die rhetorische Frage dient innerhalb einer Rede dem Spannungsaufbau und eröffnet den Sprechenden die Möglichkeit, die Aufmerksamkeit spezifisch zu lenken und das eigene Wissen herauszustellen.

**Schein-:** ↗rhetorische Frage. Folgt nicht dem Prinzip der Paarsequenz Frage – Antwort. Es handelt sich um eine sog. unechte Frage. Die Antwort ist entweder bereits bekannt oder interessiert nicht wirklich (Bsp.: „Wie geht's?") Das Interessenziel besteht bestenfalls darin zu testen, ob das Gegenüber die Antwort richtig geben kann. Unfaires Frage-Antwort-Spiel, das Unsichere entmutigt.

**Suggestiv-:** in der Formulierung der Frage ist die Richtung der Antwort eingebettet. Die Befragten werden durch die Frage zielgerichtet gelenkt (Bsp.: „Sind Sie nicht auch der Ansicht, dass…?").

**Verständnis-:** die Frage zielt nicht auf die inhaltliche Fortführung eines ↗Gesprächs, sondern klärt das Verstandene. Dient der gemeinsamen Wissenssicherung. Nähe zur ↗Kontrollfrage.

**Voraussetzungs-:** Basis des gemeinsamen Grundverständnisses wird geklärt. Erweist sich die angenommene Gemeinsamkeit als Trugschluss, folgt der Abbruch des Kommunikationsprozesses.

**Vor-:** vor der eigentlichen Sachdiskussion werden in Form von Fragen moralische Prinzipien angesprochen (Bsp.: „Sollten wir nicht heute mal fair miteinander umgehen…?") (*Wagner:* moralische ↗Argumentation).

**W-:** beginnt mit einem Fragewort.

**Zuruf-:** in das Rederecht dazwischengerufene Frage aus dem Publikum. Der Zuruf ist nicht rederechtbedrohend. Er kann wie ein ↗Einwand behandelt werden. Ob oder in welcher Weise eine

Reaktion erfolgt, hängt von den Sprechenden selbst und dem Charakter der jeweiligen Veranstaltung ab.

**Fragebogen:** in den Sozialwissenschaften übliche Form der Datengewinnung bezüglich ↗Einstellungen, Meinungen und Interessen bzw. Lebensverhältnissen (↗Mehrfachwahlfragen). Standardisierte Fragebögen sind durch komplexe Vortests so abgesichert, dass sie statistisch auswertbares Material gewinnen. Nicht standardisierte Fragebögen können Trends aufzeigen.

**Fremdbild:** (Fremdwahrnehmung) ist die Vorstellung (das Bild) einer Person durch eine andere. Diese Außenwahrnehmungen können durch ↗Feedback vermittelt werden.

**Fremdwahl:** Rederecht wird nicht von einer Person selbst ergriffen, sondern von einer anderen zugewiesen.

**Frequenz:** (bezogen auf Sprechen) Schwingungen der Stimmlippen pro Sekunde, gemessen in Hertz (Hz).
 **–, bereich:** (bezogen auf Hören) bei Jugendlichen normalerweise zwischen 20 und 20.000 Hz, im Alter zwischen 16 und 5000 Hz. *(Franke)*
 **–, schwellen:** ↗Hörschwelle: Schalldruckpegel, bei dem ein Ton hörbar wird. ↗Schmerzschwelle: Schwelle, bei der die Intensität des akustischen Signals eine Schmerzempfindung verursacht (um 130 dB). *(Franke)*
**Grund-:** (Grundton) durch den Anblasedruck der Ausatmungsluft (↗Atmung) geraten die ↗Stimmlippen in Schwingungen, wobei ein Ton entsteht, der sog. Grundton, der tiefste Ton eines Klanges. Er wird durch ↗Resonanz im ↗Ansatzrohr durch Teiltöne ergänzt. *(Franke)*

**Frikative:** (Engelaute, Reibelaute) sie werden mit einer Enge zwischen ↗Artikulationsstelle und ↗Artikulationsorgan gebildet. Zur ↗Lauterzeugung reibt sich die ausströmende Ausatmungsluft an der Engstelle.

Im Deutschen handelt es sich um die ↗Lenis-Laute [v, z, ʒ, j] (stimmhaft) und die ↗Fortis-Laute [f, s, ʃ, ç, x] (stimmlos).

**Fuge:** gliedert den Ausspruch. Nach einem Spannungsaufbau (Aufast) folgt eine Zäsur (Fuge) und anschließend der Spannungsabbau (Abast). *(Winkler)*

**Füllwörter:** in fließender Rede eingefügte Wörter mit geringem (keinem) Informationswert. Sind diese Einfügungen unwillkürlich und nicht intentional, stören sie oft den Redefluss und bei häufigem Vorkommen auch das ↗Hörverstehen. Sie lassen sich jedoch auch intentional zur Spannungserhöhung einsetzen.

**Fünfsatz:** rationale Methode argumentativen Denkens. Fünfgliedrige Struktur: situativer Einstieg, dreischrittiger Mittelteil und situativer Schlusssatz (↗Zwecksatz). Im Mittelteil stehen oft die eigene ↗Beweisführung, die ↗Widerlegung gegnerischer ↗Argumente und die ↗Schlussfolgerungen. Die Anordnung der Argumente im Mittelteil kann unterschiedlich strukturiert sein. Diese Strukturierungsmöglichkeiten sind in Fünfsatz-Schemata dargestellt. Die Planung beginnt mit dem ↗Zwecksatz, der Redevollzug mit dem situativen Einstieg. *(Geißner)*

**Funktionskreis:** *(Gutenberg)* Weiterentwicklung des Funktionskreises nach *Geißner*. Zentraler Ansatz ist die Verknüpfung von Sprechoperationsmustern (↗Sprechdenken und ↗Hörverstehen) und Sprechbewegungsmustern (↗Atmung, ↗Lautbildung, ↗Stimmerzeugung) zu komplexen dynamischen Sprechhandlungsprozessen und Sprechoperationen, die geprägt sind von Intentionalität. *(Pietzsch)*

# G

**Gähnübung:** *(Fernau-Horn)* in der Stimmtherapie genutzte Übung. Gähnen bei geschlossenem Mund unterstützt die Weitung des ↗Rachenraumes und führt zu einer Lockerung von Muskelverspannungen im ↗Ansatzrohr. Tiefstellung des ↗Kehlkopfes.

**GAT:** (Gesprächsanalytisches Transkriptionssystem) vereinheitlichte Konvention, um Prozesse natürlicher gesprochener Sprache einschließlich ↗prosodischer Elemente verschriften zu können. Entwickelt wurde es von einem linguistischen Team um *Selting,* das sich um einen Standardisierungsversuch bemüht hat. Der Vorteil dieses Verfahrens besteht in schneller Lesbarkeit und einer Vergleichbarkeit der Korpora der Datenerhebungen durch die Standardisierung. Als nachteilig erweist sich, dass bei einer Fokussierung auf den ↗Körperausdruck die Standardisierung schwieriger ist und durch eine zu große Anzahl der in die Zeile einzufügenden Zeichen die Lesbarkeit verloren geht.

**Gaumensegel:** (Velum) dreieckige Fortsetzung des weichen Gaumens, segelförmig, endet im Zäpfchen. Das Gaumensegel verschließt durch

Anheben im Zusammenspiel mit der Rachenringmuskulatur den Weg zur Nase und trennt somit Mund- und Nasenraum voneinander. Besonders wichtig für die ↗Verschlusslaute [b, d, g, p, t, k]. Ein gesenktes Gaumensegel öffnet den Nasenraum für die Ausatmungsluft und ermöglicht somit die Bildung der ↗Nasale und der nasalen Anteile der ↗Vokale. *(Franke)*

**Gebärde:** ↗Gestik.

**Gebärdensprache:** eigenständiges Zeichensystem, visuell wahrnehmbar. Mit Hilfe von ↗Gestik, ↗Mimik und ↗Kinesik können nichthörende oder schwerhörige Menschen miteinander kommunizieren. Die Finger-Hand-Bewegungen sind konventionalisiert und von gleicher Komplexität wie andere natürliche Sprachen.

**Gegenrede:** Erwiderung in einem ↗Gespräch zu einem Gesprächsbeitrag. Die ↗Argumente des Gegenübers werden ↗widerlegt.

**Gehör:** ↗auditive Wahrnehmung.

**Gender:** soziokulturell konstituiertes Geschlecht.
**-Diversity-Theorie:** bezogen auf kommunikative Prozesse handelt es sich um die Aufhebung von normorientierten Zuschreibungen von Gender-Identitäten beim Sprechen. Wenn Geschlechtszugehörigkeit (sozial/kulturell) interaktional ausgehandelt werden kann, erweitert sich die Handlungsfreiheit, zwischen verschiedenen Kommunikationsweisen zu wählen. Gender-Diversität in kommunikativen Prozessen wird unabhängig vom Geschlecht auch durch unterschiedliche Ethnien, Alter, soziale Situationen und ↗Kommunikationsbiographien geprägt. *(Heilmann)*
**-forschung:** Forschungsansätze, die sich im Kontext von Gesprächsforschung mit der soziokulturellen Entwicklung von ↗geschlechtstypischen oder ↗geschlechtsspezifischen Kommunikationsmerkmalen auseinandersetzen (↗Defizithypothese, ↗Differenzhypothese, ↗Code-Switching-Hypothese, ↗Registerhypothese, ↗Doing-Gender-Hypothese, ↗Dekonstruktion von Geschlecht).

**Geschäftsordnung:** legt allgemeingültige Verfahrensregeln einer Organisation schriftlich fest (Häufigkeit von Zusammenkünften, ↗Abstimmungsverfahren, ↗Rederecht von Personen etc.). Geschäftsordnungsanträge in einer ↗Versammlung werden durch das Heben beider Arme gleichzeitig gekennzeichnet. Sie müssen stets vorrangig behandelt werden.

**geschlechtsspezifisch:** Merkmale des Sprechens, die nur bei einem bestimmten Geschlecht vorkommen (z. B. Höhe der ↗Grundfrequenz).

**geschlechtstypisch:** Merkmale des Sprechens, die bei einem bestimmten Geschlecht häufiger anzutreffen sind als bei einem anderen (Bsp.: schwebende ↗Kadenzen).

**Gespräch(s):** Prototyp der mündlichen ↗Kommunikation. Wechselseitige, intentionale Verständigungshandlung zwischen zwei oder mehreren Personen. Sinn/Erkenntnis wird im Miteinander konstituiert. *(Geißner)* Der Grundgedanke ist eine symmetrische Situation.
-**analyse:** ↗Gesprächsforschung.
-**anlass:** situationale oder strukturelle Notwendigkeit oder Bedürfnis von Personen, miteinander zu kommunizieren.
-**arten:** (-typologie) Klassifikationen von Gesprächen sind uneinheitlich und hängen von den zugrundeliegenden Kriterien ab (Ziel, Funktion, Gegenstand, Zahl der Teilnehmenden, Inhalts- oder Personenbezug u. a.). Zentrale Aspekte sind das Ziel und die kommunikative Absicht (Funktion), die mit einem Gespräch verbunden sind. Unter diesen Gesichtspunkten entsteht eine Gliederung in ↗Informationsgespräch, ↗Klärungsgespräch und ↗Sachgespräch. *(Lemke)*
-**aufzeichnung:** Mitschnitt eines Gesprächs mit technischen Hilfsmitteln (Tonaufnahmegerät, Videokamera). Der flüchtige Prozess erfährt auf diese Weise eine Verdauerung, eine Wiederholbarkeit z. B. für Forschungszwecke (↗Gesprächsforschung).
–, **authentisches:** natürliche Gespräche in realen Gesprächssituationen (Rollenspielsituationen und zu Analysezwecken initiierte Gespräche fallen nicht darunter).

**-beitrag:** (↗turn) Sprecheinheit einer sprechenden Person innerhalb eines Gesprächs, solange sie das ↗Rederecht innehat.

**-gegenstand:** Thema des jeweiligen Gesprächs.

**–, geleitetes:** durch eine Gesprächsleitung strukturiertes und moderiertes Gespräch. Der Gesprächsleitung obliegt die Vergabe des ↗Rederechts, die zeitliche und inhaltliche Strukturierung und die thematische Führung des Gesprächs sowie die Verantwortung für das Erreichen des ↗Gesprächsziels.

**-hierarchien:** durch institutionalisierte Strukturen (unterschiedliche Leitungs- und Verantwortungsebenen) besteht unter den Gesprächsbeteiligten keine Symmetrie.

**Informations-:** Informationsaustausch, Erarbeiten einer gemeinsamen Wissens- und Handlungsbasis. Die Informationen können fakten- oder personenbezogen sein. *(Pawlowski)*

**Klärungs-:** Entwicklung eines gemeinsamen Problemverständnisses, ausgehend von einem strittigen Sachverhalt. Das Problem wird analysiert, Differenzen werden benannt und nach akzeptablen Lösungen wird gesucht. Das Klärungsgespräch zielt auf kooperativen Erkenntnisgewinn. *(Lemke)* ↗Konfliktlösungsgespräch.

**-leitung:** formal beauftragte Person(en), ein Gespräch zu leiten (↗geleitetes Gespräch).

**-modelle:** ↗Kommunikationsmodelle.

**-organisation:** obliegt der ↗Gesprächsleitung, oder die Teilnehmenden organisieren sich untereinander.

**-phasen:** Eröffnungsphase (Begrüßung, ↗Tagesordnung, organisatorische Hinweise, Benennung von ↗Gesprächsgegenstand und ↗Gesprächsziel), Kerngespräch (Verständigungshandlung, ↗Argumentationen, wechselndes ↗Rederecht, Themenarbeit, Hinführung zum ↗Gesprächsziel) und Gesprächsabschluss (Feststellung der Ziel-/Ist-Relation, Zusammenfassungen, organisatorische Hinweise für weitere Folgehandlungen, Verabschiedung).

**-planung:** wichtig für den Gesprächserfolg. Obwohl der Gesprächsverlauf offen ist, muss sich die ↗Gesprächsleitung (falls vorhanden) gemäß ihrer Aufgaben inhaltlich, zielgruppenbezogen, situations- und strukturabhängig vorbereiten. Auch die Beteiligten sind gehalten, sich intensiv inhaltlich vorzubereiten (↗Argumente und ↗Beweismittel zusammentragen, ↗Einwandvorwegnahme bedenken), um effektive Arbeit zu ermöglichen. In offiziellen Gesprächen gibt sich das jeweilige Gremium eine ↗Tagesordnung.

**-prozess:** der konkrete Ablauf der wechselseitigen ↗mündlichen Kommunikation.

**-regeln:** sind durch ↗Geschäftsordnungen in immanenten Organisationen (Vereine, Körperschaften) festgelegt. Für Gespräche in offenen Strukturen geben sich die Beteiligten ihre Gesprächsregeln selbst. Fairness und wechselseitige Rücksichtnahme und die Beachtung der ↗Feedbackregeln sollten in allen Gesprächsstrukturen Selbstverständlichkeit haben.

**-rhetorik:** Theorie der Formen, Strukturen und Funktionen von Gesprächen in konkreten gesellschaftlichen ↗Kommunikationssituationen. *(Geißner)*

**-schritt:** (Sequenz) ↗Turn. ↗Gesprächsbeitrag.

**-situation:** konkrete kommunikative und strukturelle Situation, in der die Beteiligten ein Gespräch führen.

**–, sokratisches:** Fragetechnik, die Befragte zur selbständigen Erkenntnis führen soll. ↗Mäeutik. Geht auf den Philosophen der Antike *Sokrates* zurück.

**-steuerung:** ↗Gesprächsleitung.

**Streit-:** Auseinandersetzung über einen strittigen Sachverhalt. Kontroverse Standpunkte und Lösungsvorschläge werden ausgetauscht. ↗Thesen und Gegenthesen werden gegenübergestellt. Rationale Analyse der Argumente, Prüfung der Beweiskraft. Ziel ist eine Entscheidungsfindung (↗Abstimmung). *(Lemke)*

**-struktur:** ↗Gesprächsphasen.

**-transkription:** (↗Notation) nach der Gesprächsaufzeichnung wird der gesprochene Text verschriftet. Dabei handelt es sich um ein Paradoxon, indem die ↗mündliche Kommunikation schriftlich rekonstruiert wird. Das Ergebnis dieser Rekonstruktion dient dazu, für wissenschaftliche Analysen den Verlauf des Gesprächs wiederzugeben. Unterschiedliche Transkriptionssysteme und unterschiedliche Untersuchungsziele verlangen verschiedene Genauigkeitsgrade des ↗Transkripts. Das entscheidet auch darüber, in welcher Weise ↗para- und extraverbale Parameter eingefügt werden. ↗GAT. ↗HIAT.

**Unterrichts-:** spezifische didaktische Form der Wissensaneignung und -vertiefung, speziell im Schulunterricht. Dialogische Kommunikationsform zwischen Lehrenden und Lernenden oder der Lernenden untereinander zur intentionalen Themenbearbeitung. Eine Möglichkeit des entdeckenden Lernens. ↗Inverted Classroom.
**-vorbereitung:** ↗Gesprächsplanung.
**-verlauf:** ↗Gesprächsphasen. Ein Konzept zur optischen Darstellung eines Gesprächsverlaufs ist das ↗Gesprächsverlaufssoziogramm.

**Gesprächsverlaufssoziogramm:** (GVS) *(U. Geißner)* erstes ↗Notationsverfahren natürlicher Gespräche synchron zum aktuell verlaufenden Sprechprozess. Graphisch-lineare Darstellung eines Gesprächsverlaufs. Im Mittelpunkt steht das ↗Turn-Taking (Rederechtwechsel). Inhaltliche Stichpunkte, zeitliche Länge der Beiträge und Angaben zu Sitzordnung sowie Blickkontakt sind eingefügt.
**-ziele:** hängen von der kommunikativen Situation, den Gesprächsbeteiligten, dem Gesprächsanlass und der institutionellen Einbettung ab. Wesentlich für ein effektives Gespräch ist, dass alle Betroffenen transparent über das Gesprächsziel informiert sind.

**Geste(n):** Bewegungen der Arme und Hände während des Sprechens. Sie können Gesagtes unterstützen (↗Amplifikation), abschwächen (↗Modifikation), Gegenteiliges ausdrücken (↗Kontradiktion) oder im Fall von konventionalisierten Bewegungen Sprache ersetzen (↗Substitution). *(Scherer)* ↗Körperausdruck. ↗Körpersprache.
**-Repertoire:** ↗Embleme. Es gibt eine direkte sprachliche Entsprechung (Bsp.: Nicken anstelle der verbalen Bejahung). ↗Illustratoren (veranschaulichen das Verbale), ↗Regulatoren (steuern Gesprächsabläufe) und ↗Adaptoren (Beruhigungsgesten, die vorwiegend unbewusst auftreten). *(Ekman/Friesen)* ↗Körperausdruck. ↗Körpersprache.

**Gestik:** Gesamtrepertoire von Bewegungsmöglichkeiten und -variationen von Armen und Händen während des Sprechens. Gestik ist eine der vier Hauptkategorien des ↗Körperausdrucks und der ↗Körpersprache während ↗mündlicher Kommunikationsprozesse, neben ↗Mimik, ↗Kinesik und ↗Proxemik.

**Gestus:** innere, soziale, situationale und publikumsbezogene (Zeige-) Haltung beim Sprechen von (künstlerischen) Texten. *(Ritter)*

**Gliederung:** ↗Redegliederung.

**Glottis:** (Stimmritze) Spalt zwischen den ↗Stimmlippen. Form und Größe verändern sich je nach Stellung der ↗Aryknorpel (Stellknorpel).
  **-form:** Ruheatmungs-, Atmungs-, Phonations-, Flüster-, Vollverschlussstellung. ↗Stimmeinsätze. ↗Atmung.
  **-insuffizienz:** primäre Funktionsstörung.
  **-schlag:** (Ventiltönchen) Schwingen der ↗Stimmlippen aus der Vollverschlussstellung. Die Stimmlippen liegen fest aneinander und werden durch die angestaute Ausatmungsluft gesprengt. Dabei entsteht ein Knacklaut: der Glottisschlag. Im Deutschen charakteristischer Laut bei ↗Vokalen im Wort- und Silbenanlaut. Wird in der Lautschrift als [?] gekennzeichnet. Entsteht der Glottisschlageinsatz mit unverspannten Stimmlippen (fest), so ist seine Funktion physiologisch. Sind dagegen die Stimmlippen zusammengepresst, entsteht ein harter Stimmeinsatz, der als unphysiologisch zu bezeichnen ist. *(Brügge/Mohs)*

**Graphem:** kleinste bedeutungsunterscheidende Einheit eines Schriftsystems. Trägt selbst keine Bedeutung. ↗Phoneme können durch unterschiedliche Grapheme abgebildet werden (Bsp.: /k/ durch <c, k, ck, kk>).

**Grobgliederung:** ↗Redegliederung.

**Gründe:** in argumentativen Prozessen sind es Aussagen, von denen bei der Bearbeitung einer Streitfrage angenommen werden kann, dass alle Beteiligten sie akzeptieren.

**Grundfrequenz:** (Grundton) ↗Frequenz.

**Grundstimmung:** situational-emotionale Gesamt-Gestimmtheit eines (künstlerischen) Textes. Sie bestimmt seine sprecherische Gestaltung. Wird von ↗Teilstimmungen ergänzt.

**Gruppendynamik:** sozio- und psychodynamische Prozesse, die innerhalb von Gruppen stattfinden.

# H

**Haltung:** (1) körperbezogene Position (↗Kinesik). (2) Individuelle Einstellung zu Personen, Themen, Sachverhalten.
**Ansprech-:** ↗Hörerbezug.
**Grund-:** ↗Grundstimmung.
**Körper-:** Stellung (Form, Gestalt) des Körpers durch das Zusammenwirken von Muskeln, Bändern und Knochen. ↗Kinesik. Die äußere Haltung wird durch die innere Gestimmtheit beeinflusst. Eine bewusste Veränderung der Körperspannung kann auch Einfluss auf die innere emotionale Lage haben.

**Handouts:** (Paper, Arbeitsblätter) schriftliche Arbeitsunterlagen, die in ↗mündlichen Kommunikationssituationen an die Beteiligten verteilt werden. Sie können eine Gliederung mit Kernbegriffen, Tabellen, Diagrammen, Abbildungen, ↗Thesen, Quellenangaben u. a. beinhalten. Die Handouts sollen Informationen des flüchtigen ↗Sprechprozesses sichern.

**Harvard-Konzept:** ↗Verhandlung.

**Häsitation:** (Verzögerung) kann beim Sprechen ein Merkmal der Spannungserhöhung sein. Ist oft auch als Ausdruck von Redeunsicherheit bemerkbar.

**Hauchlaut:** ↗Frikativ, der ohne Hemmstelle durch die Bewegung der Ausatmungsluft im Ansatzrohr entsteht: [h].

**Hauptbetonung:** ↗dynamischer Akzent.

**Hauptsprechtonbereich:** ↗Indifferenzlage.

**Hebung:** eine betonte Silbe im lyrischen ↗Vers.

**Heiserkeit:** Ausdruck einer ↗Stimmstörung. ↗Dysphonie. Der ↗Stimmklang ist quantitativ und qualitativ verändert. Er klingt rau und belegt. Die ↗Stimmlippenschwingungen verlaufen aperiodisch, es bestehen starke Geräuschanteile (↗RBH-System). Bei länger bestehender Heiserkeit besteht der Verdacht auf Entzündungen oder Knötchenbildungen an den ↗Stimmlippen. *(Brügge/Mohs)*

**Hemmung:** hier: bei ↗Frikativen (Engelauten) wird zwischen der ↗Artikulationsstelle und dem ↗Artikulationsorgan eine Enge gebildet, so dass sich zur ↗Lauterzeugung die ausströmende Ausatmungsluft an der Engstelle reibt.

**Hermeneutik:** Methodologie der Geisteswissenschaften (seit *Dilthey*). Auslegungswissenschaft auf den Grundlagen von Interpretation und Verstehen. Gemeinsamkeit zwischen Hermeneutik und ↗Rhetorik: Sinnvermittlung. Rhetorische Prozesse sind Vermittlung und Verstehen eines intendierten Sinns, hermeneutische Prozesse führen vom vorliegenden Text zurück zu dessen innerem Sinn. Hermeneutik ist immer auch Kontextanalyse. *(Grondin)* Hermeneutische Verfahren dienen der Hypothesenbildung, der Erklärung (Deutung) ↗empirisch erhobener Daten und der Analyse ethischer Grundlagen einer Wissenschaft. *(Kopfermann)*

–, **kritische:** reflektierter hermeneutischer Prozess.

**Hermeneutischer Zirkel:** nach *Dilthey* ist das Einzelne immer aus dem Ganzen zu verstehen. *(Grondin)*

**Herrschaft:** ↗Macht.

**Hexameter:** ↗Versmaß. Aus sechs ↗daktylischen Metren zusammengesetzt. *(Braak)*

**HIAT:** halbinterpretatives Arbeitstranskript, entwickelt von *Ehlich* und *Rehbein*. ↗Notationssystem natürlicher gesprochener Sprache. Die ↗verbale, ↗paraverbale und ↗extraverbale Ebene des Gesprochenen erhalten eigene synchronoptische Notationszeilen (Partiturschreibung).

**Hochatmung:** (Clavicularatmung) Atemfehlform. Die Lungendehnungsfunktion der ↗kombinierten Bauch-Flankenatmung bleibt ungenutzt. Oft verbunden mit dem Hochziehen der Schultern. Keine optimale Sauerstoffversorgung, kein für das Sprechen notwendiger verlängerter Ausatmungsstrom.

**Hochlautung:** ↗Standardaussprache.

**Homöopropheron:** (Homoiopropheron) ↗Alliteration.

**Homöoteleuton:** (Homoioteleuton) Folge von Wörtern, die vom letzten betonten Vokal ab gleich lauten (Bsp.: Zeitung, Lautung, Ortung). *(Braak)*

**Homophone:** Wörter, die gleich ausgesprochen werden, aber verschiedene Bedeutung haben (Bsp.: Bank).

**Hör-**
  **-bereich:** für Menschen hörbarer ↗Frequenzbereich zwischen ↗Hörschwelle und ↗Schmerzschwelle. Normalhörig etwa zwischen 20 und 16.000–20.000 Hz, abnehmend mit zunehmendem Alter.
  **-bezug:** Einstellung der Sprechenden auf eine kommende ↗Kommunikationssituation. In diesem Zusammenhang geht es um

die Gestaltung der verbalen Ebene (Struktur, Stil, Komplexität des Textes), die emotionale Ansprechhaltung bezogen auf den Hörerkreis und die ↗paraverbalen (z. B. ↗Lautstärke, ↗Sprechtempo) sowie die ↗extraverbalen (z. B. Nähe/Distanz) Parameter.
**-eindruck:** Wirkung der ↗paraverbalen Merkmale beim Zuhören.
**-feld:** ↗Hörbereich.
**-grenze:** (↗Hörschwelle) ↗Frequenzschwelle.
**-handeln:** Zuhören als aktiver Prozess im Miteinander-Sinn-Konstituieren *(Geißner)* ↗Gespräch.
**-muster:** erkennbare ↗prosodische Muster in gesprochenen Texten.
**-organ, peripheres:** besteht aus äußerem Ohr (Ohrmuschel und Gehörgang), Trommelfell und Mittelohr sowie Innenohr.
**-schwelle:** Schalldruckpegel, bei dem ein Ton gerade noch hörbar ist. *(Franke)* ↗Frequenzschwelle.
**-situation:** Gesamtheit aller situativen Merkmale, die das ↗Hörverstehen beeinflussen.
**-störung:** (1) Störungen der Schallleitung, der Schallempfindlichkeit oder zentrale Verarbeitungsstörungen. *(Franke)* (2) Beeinträchtigung der Möglichkeit des Hörens und damit auch des ↗Hörverstehens durch überlagernde äußere akustische Reize.
**-test:** Überprüfung der ↗auditiven Wahrnehmung.
**-vermögen:** Maß der Hörfähigkeit im Vergleich zur Normalhörigkeit. Sinkt normalerweise mit zunehmendem Alter. ↗Frequenzschwelle.
**-verständlichkeit:** Kriterien, die Aufnahme und Verarbeitung gesprochener Texte erleichtern. Sie sind von der jeweiligen konkreten kommunikativen Situation abhängig und von der Zielgruppe. Bezüglich der sprachlichen Gestaltung ist abzuwägen zwischen Einfachheit und Komplexität. Zentrale Aspekte sind eine klare Gliederung und inhaltliche Ordnung des Gesagten und schließlich das Verhältnis von Kürze des Textes, Prägnanz der Aussagen und förderlicher ↗Redundanz. Die Hörverständlichkeit wird unterstützt durch anregende Zusätze (Bilder, Videos, Beispiele, eingefügte Erzählungen etc.). *(Langer/Schulz von Thun/Tausch)* Die Textgestaltung in schriftlicher Kommunikation zum Lesen und in mündlicher Kommunikation zum Hören unterscheiden sich wesentlich. Hörverständlichkeit hat das Ziel, das flüchtige Wort beim einmaligen Hören erfassen zu können.

Sprecherische Gestaltungsmittel können diesen Prozess begünstigen oder erschweren.

**-verstehen:** ein mehrstufiger Prozess, der jedoch nicht linear nacheinander verläuft. Zunächst erfolgt die akustische Aufnahme des Gesagten durch konzentriertes Zuhören, sodann die Verarbeitung und Bewertung der Informationen und die Differenzierung zwischen Neuem und Bekanntem. Dieses sinnerfassende und damit das verstehende Hören ist das eigentliche Ziel kommunikativer Prozesse. *(Geissner)*

**Hören:** in der mündlichen Kommunikation die ↗auditive Wahrnehmung von Gesagtem und im weiteren Schritt dessen Verarbeitung (↗Hörverstehen).

**–, funktionelles:** auditive kritische Kontrolle des eigenen Sprechens. Dadurch Entwicklung einer Feindifferenzierung. Wechselprozess von Analyse, Verarbeitung und (wenn nötig) Korrektur. *(Lemke)*

**–, phonematisches:** erlernte Fähigkeit, beim Hören die sprecherischen Realisierungen der kleinsten bedeutungsdifferenzierenden Einheiten (↗Phoneme) wahrnehmen zu können.

**Hörer:** Personen, die in einem kommunikativen Prozess das Gesprochene aktiv aufnehmen, so dass ein gemeinsames Sinn-Konstituieren *(Geißner)* entstehen kann.

**-perspektive:** in Vorbereitung auf einen kommunikativen Prozess (↗Rede, ↗Gespräch) die vermeintliche Erwartung der Zielgruppe erforschen.

**-urteil:** Bewertung der inhaltlichen und gestalterischen Sprechperformanz durch die Zuhörenden.

# I

**Ich-Aussagen:** (Ich-Botschaften) *(Gordon)* die eigene (kritische) Meinung zu Sachverhalten, ↗Emotionen oder Beziehungen wird im Sinne einer ↗Selbstoffenbarung *(Schulz von Thun)* bewertungsfrei formuliert. Durch Ich-Botschaften wird bei negativen Aussagen ein Schuldvorwurf vermieden, im Gegensatz zu ↗Du-Botschaften.

**Ideolekt:** spezifische Sprechweise eines Individuums.

**Ikonische Gesten:** (Icons) abbildende ↗Gesten. Größe, Form, Gewicht oder ein spezifisches Merkmal einer Sache werden mit Gesten bildhaft geformt.

**Illustrators:** (Illustratoren) *(Ekman/Friesen)* gestische Bewegungen, die Elemente der verbalen Äußerung sprechbegleitend verdeutlichen. Zu unterscheiden sind abbildende (↗ikonische) oder zeigende (↗deiktische) ↗Gesten sowie rhythmisierende bzw. betonende Gesten (↗Batons/↗Beats).

**Indifferenzlage:** (physiologische ↗Sprechstimmlage, Hauptsprechtonbereich) individueller Tonbereich eines Menschen, in dem mit dem geringsten Energieaufwand ein optimaler Klang entstehen kann. Der Haupttonsprechbereich befindet sich normalerweise im unteren Drittel des Gesamtstimmumfangs dieser Person. Die ↗Stimme ist in diesem Bereich besonders modulationsfähig. Die oberen und unteren Grenzen dieses Tonumfangs können sich je nach ↗Sprechsituation und ↗Intentionalität verschieben.

**Induktion:** Schluss von Einzelfällen auf allgemeine zugrundeliegende Gesetzmäßigkeiten. ↗Argumentation. ↗Induktiver Beweis.

**Informationsgespräch:** ↗Gespräch.

**Informationsrede:** ↗Rede.

**informieren:** dem Hörerkreis Fakten, Sachverhalte und Positionen wertungsfrei kommunizieren. Nach der kommunikativen Funktion von Äußerungen lassen sich Informieren und ↗Aktivieren als Grundtypen unterscheiden. ↗Sachebene. ↗Botschaft.

**Inhaltsaspekt:** ↗Sachebene.

**Inspiration:** (1) ↗Einatmung. ↗Atmung. (2) Eingebung, Einfall.

**Intensität(s):** Merkmal des ↗Sprechausdrucks, insbesondere von ↗Dynamik und ↗Akzent. Bezeichnet das Maß des Atemdrucks, der zur Markierung der Akzentstelle aufgewendet wird. Nachdrücklichkeit.
  **-niveau:** Beschreibung ↗auditiv wahrgenommener Intensität im Vergleich mit einem durchschnittlichem Aufwand (höhere oder geringere Intensität).

**Intention:** (Intentionalität) Absicht, Zielgerichtetheit einer Äußerung. Ist situativ abhängig und bestimmt den ↗Sprechprozess. Die Zielgruppe nimmt die Gerichtetheit wahr über die ↗verbale Ebene (Verständlichkeit: z. B. Wortschatz, Stil, Beispielauswahl), die ↗paraverbale Ebene (Anpassung der ↗Sprechausdrucksmerkmale an die ↗Hörsituation) und die ↗extraverbale Ebene (gestische Zuwendung an den Hörerkreis, Relation von Nähe und Distanz). Intentionalität ist ein nicht-messbares Merkmal der ↗Sprechspannung neben der ↗Artikulations-, ↗Stimm- und ↗Körperspannung.

**Interaktion:** Wechselseitigkeit sozialen Handelns. Bezogen auf kommunikative Situationen bedeutet es das Miteinander-Sinn-Konstituieren *(Geißner)* im kommunikativen Prozess. ↗Gespräch. Sprechen und Zuhören als Handlungsprozesse (↗Sprechhandeln, ↗Hörhandeln).

–, **Themenzentrierte (TZI):** *(Cohn)* Modell der Humanistischen Psychologie. Grundlage ist der Ansatz, dass ↗Kommunikation nur in einer Balance von individuellen Bedürfnissen (Ich), Gruppenbedürfnissen (Wir) und thematischen Bedürfnissen (Es) gelingen kann, eingebettet in eine konkrete ↗Kommunikationssituation (Globe). Aus axiomatischen Grundsätzen des Konzepts werden unterschiedliche Postulate abgeleitet. Die bekanntesten sind „Sei Deine eigene Chairperson" und „Störungen haben Vorrang".

**Interferenz:** Übertragung von Merkmalen und/oder Strukturen aus einer früher gelernten Sprache in eine spätere Sprachaneignung. Derartige Einflüsse sind auf allen Sprachebenen möglich (↗Aussprache, Satzstrukturen, Idiomatik etc.). Interferenzerscheinungen insbesondere in der Aussprache können die Verständlichkeit des Gesagten beeinträchtigen. ↗Akzent.

**Interjektion:** Ausrufewort. „Dazwischengeschobenes". Ausdruck von ↗Emotionen. In der ↗Gesprächsforschung zählen sie zu den neutralen ↗Interventionen, weil sie das ↗Rederecht nicht bedrohen (Bsp.: „ach"; „ja"; „hört-hört").

**Interpretation:** Auslegung, Deutung eines Textes (Sachtext, literarischer Text), eines Zahlenwerks (Tabelle, Diagramm, Formel), eines Kunstwerkes. Erklärung eines Verständnisses aus individueller Sicht, basierend auf Erfahrungswissen. ↗Hermeneutik. Im sprechkünstlerischen Textsprechen werden die ↗Sprechausdrucksmerkmale genutzt, um das Textverständnis hörbar zu machen.

**interrogativ:** steigende ↗Kadenz am Aussagenende, insbesondere bei ↗Fragen ohne Fragewort. ↗Prosodisches Mittel (↗melodischer Akzent) zur Kennzeichnung des Frageteils einer Frage-Antwort-Paarsequenz.

**Intervention(s):** Eingriff in einen Prozess. In der ↗Gesprächsforschung gebräuchlicher Terminus, um unterschiedliche Arten von Eingriffen in den Gesprächsprozess zu subsumieren. Darunter sind ↗Unterbrechungen, ↗Unterbrechungsversuche, ↗Einwürfe, ↗Rezipienzsignale und ↗Interjektionen sowie ↗Satzvervollständigungen zu verstehen (turn-intern).

**–, kompetitive:** Wettbewerbshaltung. Mehrere Personen sprechen gleichzeitig und versuchen, das ↗Rederecht zu erlangen.

**–, neutrale:** Eingriffe in den Gesprächsprozess, die das ↗Rederecht nicht bedrohen. ↗Fremdwahl oder ↗Selbstwahl nach abgeschlossenen Äußerungen (turn-extern), ↗Rezipienzsignale, ↗Interjektionen, ↗Satzvervollständigungen oder ↗Einwürfe ohne Erweiterungsanspruch.

**–, reaktive:** Intervention als Reaktion auf eine vorangegangene Intervention.

**Interview:** Befragung einer Person mit dem Ziel, Informationen über die Person und/oder ihr Wissen einem Hörer-/Leserkreis zu vermitteln. Interviews in den Medien sind durch eine ↗Mehrfachadressierung gekennzeichnet: Der primäre ↗Kommunikationsprozess findet zwischen den Interviewbeteiligten statt. Ein sekundärer Kommunikationsprozess gilt einem außenstehenden Publikum. Insbesondere für Forschungszwecke (↗Empirie) sind standardisierte (getestete) und Leitfadeninterviews (vorstrukturierte) üblich. Freie (narrative) Interviews zeigen ein interessantes Bild der Interviewten, lassen sich jedoch kaum empirisch auswerten.

**Intonation(s):** Verlauf der Tonhöhe im zeitlichen Ablauf einer Äußerung. Teil der ↗Prosodie. Ein Merkmal des ↗Sprechausdrucks.
**-bewegungen:** Tonhöhenveränderungen während einer Äußerung.
**-konturen:** wiederkehrende Melodiemuster, insbesondere am Äußerungsende (↗Kadenzen).

**Intonem:** segmentübergreifende (↗suprasegmentale) melodische (↗prosodische) Einheit gesprochener Sprache.

**Inventio:** Lehre vom Finden schlüssiger ↗Argumente. In der antiken Rhetorik der erste Teil der rhetorischen Kunstlehre (↗partes rhetoricae). Es folgen ↗dispositio, ↗elocutio, ↗memoria und ↗actio. Der rednerischen Praxis, dem konkreten rednerischen Vollzug vorangestellt.

**Inverted Classroom:** ein didaktisches Konzept, bei dem die Lernenden sich zuerst den Stoff selbständig aneignen und anschließend in einer Präsenz-Lehrveranstaltung vertiefend und festigend damit gearbeitet wird. Das Ziel besteht darin, Präsenzveranstaltungen von der reinen Vermittlung von gesichertem Basiswissen zu entlasten. Das Konzept setzt eine hohe Selbstlernkompetenz der Studierenden voraus. *(Schäfer)* ↗Unterrichtsgespräch.

**IPA:** Internationales Phonetisches Alphabet (The International Phonetic Alphabet). Es wurde 1888 durch die International Phonetic Association vereinbart. (1) Es hat den Anspruch, für mündliche Sprachen, die kein schriftliches Äquivalent haben, Aufzeichnungen (↗Notationen) zu ermöglichen. (2) Es soll jedoch auch allgemein, sprachübergreifend und unabhängig von Schriftsymbolen Lauteinheiten wiedererkennbar und vergleichbar machen (Bsp.: für <sch> im Deutschen und <sz> im Polnischen: [ʃ]).

# J

**Jambus:** ↗Versmaß. Wechsel von unbetonten und betonten Silben, beginnend mit einer unbetonten (steigend).

**Johari-Fenster:** *(Luft/Ingham)* Vierfelderschema (benannt nach einer Zusammenziehung der Vornamen Joe und Harry der Autoren). Kommunikationspsychologisches Modell. Benennt mögliche Ursachen von ↗Kommunikationsstörungen bei Differenzen zwischen ↗Selbst- und ↗Fremdwahrnehmung. Zeigt die Bedeutung der Erweiterung des Wissens um die eigene kommunikative Wirkung und der Freiheit transparenter Kommunikationsziele, u. a. durch ↗Feedback.

# K

**Kadenz:** (1) Gestaltung des Endes eines ↗Verses. Schließt dieser mit einer unbetonten Silbe, wird er als klingend oder weiblich bezeichnet (z. B. Bücher). Schließt der Vers mit einer betonten Silbe, wird er als stumpf oder männlich bezeichnet (z. B. Baum). (2) Melodische Gestaltung des Äußerungsendes: die ↗Satzmelodie kann steigen (interrogativ), schweben (progredient) oder fallen (terminal). (3) In der Musik wird die Akkordfolge am Schluss eines Abschnittes ebenfalls als Kadenz bezeichnet.

**Kappazismus:** Bezeichnung für eine Fehlbildung (↗Dyslalie) des Verschlusslautes [k]. Die häufigste Ursache ist der nicht vollständige Verschluss des Zungenrückens mit dem Gaumen.

**Katachrese:** rhetorische Figur. Widersprüchlichkeit (↗Oxymoron), Bildbruch. Verbindung von nicht zusammengehörigen bildhaften Ausdrücken (Bsp.: heißes Eis). Stilmittel oder Stilblüte.

**Kausalkette:** Verknüpfung einzelner Fakten mit Hilfe von logischen oder chronologischen Bezügen. Ursache-Wirkungs-Abfolge (Bsp.: Wenn die Stimmlippen zu stark gespannt werden, dann klingt die Stimme knarrend). Unklare Zusammenhänge können zu Scheinbezügen führen.

**Kaustimme:** (Kaumethode, *Fröschels*) die Primärfunktion der ↗Artikulationsorgane besteht in der Zerkleinerung von Nahrung (kauen). Dieses Wissen wird bei hyperfunktioneller ↗Dysphonie genutzt, um bei fiktivem Kauen ↗Stimmklang hinzufügen, der über die gleichzeitige Nutzung der Primärfunktion locker und entspannt bleibt.

**Kehldeckel:** (Epiglottis) liegt oberhalb des Kehlkopfs und verschließt ihn reflektorisch während des Schluckakts, um Eindringen von Flüssigkeiten, Speisen und Fremdkörpern in die Luftröhre zu verhindern. ↗Kehlkopf.

**Kehlkopf:** (Larynx) stimmerzeugendes Organ (Sekundärfunktion). Der Kehlkopf sitzt direkt auf der Luftröhre auf und schützt vor dem Eindringen von Flüssigkeiten, Speisen und Fremdkörpern in die Luftröhre (Primärfunktion). Der knorplige Teil des Kehlkopfs wird vom ↗Ringknorpel, dem ↗Schildknorpel, den ↗Stellknorpeln und dem ↗Kehldeckel gebildet. Diese sind durch Bänder, Muskeln, Membranen und Gelenke beweglich miteinander verbunden. Im Inneren des Kehlkopfes befinden sind die ↗Stimmlippen. Sie spannen sich vom Ansatz innerhalb des Schildknorpels bis zu den Stellknorpeln. Durch ihre Schwingungen entstehen Töne. ↗Atmung. ↗Phonation.

**-entzündung:** (Laryngitis) akuter entzündlicher Prozess, bei dem auch stimmliche Beschwerden auftreten (↗Dysphonie, ↗Aphonie). Das Sprechen strengt an, kann schmerzhaft sein, und die ↗Stimme klingt heiser bis tonlos.

**-spiegelung:** Verfahren zur Untersuchung des Kehlkopfs mit Hilfe spezieller Instrumente. Dabei lassen sich organische Veränderungen erkennen und die Beweglichkeit der Stimmlippen feststellen.

**kinästhetisch:** bedeutet Bewegungsempfindlichkeit und ist die Fähigkeit, unbewusst Bewegungen auszuführen.

**Kinem:** kleinste konstitutive Einheit der ↗Kinesik auf ↗extraverbaler Ebene. Äquivalent zum ↗Phonem auf ↗paraverbaler Ebene.

**Kinesik:** (Gesamtmotorik) Körperbewegung, Körperhaltung. Bereich der ↗Körpersprache und des ↗Körperausdrucks, neben ↗Mimik, ↗Gestik und ↗Proxemik. Kleinste konstitutive Einheiten sind ↗Kineme. Auch Bezeichnung für ein wissenschaftliches Verfahren, mit dem die Funktionen der Körperbewegungen in kommunikativen Prozessen untersucht werden können. *(Kalverkämper)* Zentral sind dabei die Bedeutungen der Körperachsen. Eine schräge Körperposition aus der Mittelachse heraus, ganz besonders bei der Kopfhaltung, aber auch ein Verdrehen in der horizontalen Achse (Taille) können vom Gegenüber kommunikativ aufgeladen werden (↗Kommunikationsverhalten).

**Klang:** Charakteristik eines Schallereignisses. Physikalisch: regelmäßige periodische Schwingungen. Musikalisch/stimmlich: Summe von ↗Grundton und ↗Obertönen.

**Klangfarbe:** (Timbre) das individuelle Spektrum der Stimme einer Person. Sie ist abhängig von der anatomischen und situationalen Ausformung des ↗Ansatzrohres, dem Grad der ↗Sprechspannung und dem Textbezug. Überindividuelle Grundkonturen werden in ↗Stimmregistern zusammengefasst. Wird auch für Charakteristika von Musikinstrumenten genutzt.

**Klangfülle:** große Tonfülle. ↗Klangfarbe einer menschlichen Stimme mit einer Vielfalt an ↗Obertönen.

**Klärungsgespräch:** ↗Gespräch.

**Klimax:** (Climax) als literarisches Element: Der Höhepunkt oder Wendepunkt einer Erzählung. In der ↗Rhetorik die steigende Anordnung vom schwächeren zum stärkeren ↗Argument. Gegensatz: ↗Antiklimax.

**Knacklaut:** ↗Glottisschlag.

**Koartikulation:** die Laute werden nicht einzeln gesprochen, sondern durch kontinuierliche Bewegungen der ↗Artikulationsorgane gebunden. Ein Laut wird also durch die ↗Artikulationsmerkmale des Nachbarlautes beeinflusst (Bsp.: [k] vor [i] klingt heller als [k] vor [u]).

**Koda:** rechter Silbenrandbereich. ↗Silbe.

**Kodierung:** (Codierung, Enkodierung) im Zusammenhang von sprachlicher Kommunikation die Nutzung sprachlicher Zeichen zum Ausdruck und zur Übermittlung von Gedanken. Teil des kybernetischen ↗Sender-Empfänger-Modells. ↗Empfänger. Versprachlichung (Verschlüsselung) einer Botschaft auf ↗verbaler, ↗para- und ↗extraverbaler Ebene.
    **En-:** ↗Kodierung.
    **De-:** Entschlüsselung einer sprachlichen Botschaft. Teil des kybernetischen Sender-Empfänger-Modells. Verstehens- und Interpretationsleistung der ↗Empfänger im kommunikativen Prozess.

**Kodifizierung:** präskriptive Festlegungen von Aussprachestandards (Norm), die u. a. in ↗Aussprachewörterbüchern hinterlegt sind. Stilistische Variationen im Sinne von unterschiedlichen Formstufen ermöglichen individuelle Anpassungen an konkrete ↗Kommunikationssituationen. *(Lemke)*

**Kolon:** kleinste, ohne Pause gesprochene rhythmische Einheit eines ↗Verses. *(Braak)*

**kommentieren:** bewertende subjektive Beurteilung von Sachverhalten und Ereignissen unter Einbeziehung objektiver Kriterien. Erörterung von Ursachen, Zusammenhängen und Hintergründen.

**Kommunikation(s):** Austausch von Informationen mit Hilfe unterschiedlicher Zeichensysteme (Symbole, Sprachsysteme, bildende Kunst,

Musik etc.). Das ursprüngliche Merkmal, dass es sich bei ↗Sender und ↗Empfänger um gleichzeitig präsente Lebewesen handelt, wurde durch die Kommunikationstechnologien neuerer Generationen um den Transfer über technische Geräte erweitert. Merkmal der sprachlichen Kommunikation ist die wechselseitige Übermittlung von Botschaften im komplexen System von ↗verbaler, ↗para- und ↗extraverbaler Ebene, sowohl schriftlich als auch mündlich. Dabei können zwischen den Beteiligten räumliche Distanzen ganz unterschiedlicher Größe liegen, Zeitverschiebungen vorhanden sein und (computer-)technische Übertragungssysteme genutzt werden. Sprachliche Kommunikationsprozesse sind personen-, situations- und kontextabhängig und somit soziale Prozesse.

**-absicht:** Anlass und Ziel einer Äußerung. ↗Intentionalität. Das ↗Organon-Modell von *Bühler* unterscheidet drei Grundtypen: ↗Appell, ↗Meinungsäußerung und ↗Darstellung eines Sachverhalts. Daraus lassen sich das ↗Informieren und das ↗Aktivieren (Appell und Meinungsäußerung) als kommunikative Basisabsichten ableiten.

**–, ästhetische:** *(Geißner)* interpretierendes Textsprechen. Erarbeitung und Vollzug einer ↗Sprechfassung einer künstlerischen Textvorlage durch Textinterpretation und Antizipation des Rezeptionsprozesses. Interpretierendes Textsprechen versteht sich somit als kommunikativer Prozess, der personen-, situations- und kontextbezogen variiert. Hörspiel und darstellendes Spiel unterliegen als Sonderformen der ästhetischen Kommunikation zusätzlicher spezifischer Kriterien. *(Lämke)*

**–, asymmetrische:** ↗symmetrische Kommunikation.

**-bedingungen:** Rahmen für einen ↗Kommunikationsprozess. Dabei spielen personale, situationale und kontextuale Parameter eine Rolle: Einstellungen und Sprechweisen der Beteiligten, akustische und optische Verhältnisse von Räumen oder auch inhaltliche Zusammenhänge mit anderen Ereignissen.

**-biographie:** *(Geißner)* Eindrücke, Erinnerungen, Erfahrungen und Erkenntnisse, die ein Individuum aus kommunikativen Prozessen gewonnen hat. Erfahrungen aus nicht gelungenen kommunikativen Ereignissen hinterlassen ↗Kommunikationsnarben *(Geißner)*.

**-darstellungsarten:** zur Umsetzung unterschiedlicher kommunikativer Ziele werden Grundbausteine verschiedenster Art genutzt. Zu diesen zählen insbesondere ↗appellieren, ↗begründen, ↗behaupten, ↗berichten, ↗beschreiben, ↗beurteilen, ↗beweisen, ↗definieren, ↗kommentieren und ↗referieren. *(Lemke)*

**–, extraverbale:** (↗nonverbale) Merkmale von ↗Körpersprache (konventionalisiert) und ↗Körperausdruck (interpretativ). Die zentralen Parameter sind ↗Mimik, ↗Gestik, ↗Kinesik und ↗Proxemik. Körperliche Zeichen und Ausdrucksmittel sind auf die ↗verbale Ebene bezogen, aber im Gegensatz zur ↗paraverbalen Ebene nicht unabdingbar damit verbunden. Sie können selbständig als substituierende Merkmale auftreten und Sprache ersetzen. Weitere parasemantische Funktionen können nach *Scherer* ↗Amplifikation (Verstärkung), ↗Kontradiktion (ins Gegenteil wenden) und ↗Modifikation (Veränderung) sein.

**-fähigkeit:** ↗Kommunikationskompetenz.

**–, herrschaftsfreie:** *(Habermas)* ideale ↗Sprechsituation, in der alle Beteiligten gleiche Chancen auf Gesprächsinitiierung und Gesprächsbeteiligung haben, in der die ↗Intentionen für die Gesprächsbeteiligung für alle transparent sind und die eingebrachten ↗Argumente verständlich und wahr.

**–, interkulturelle:** kommunikative Prozesse, an denen Personen unterschiedlicher Kulturkreise beteiligt sind. Das bedingt wechselseitig kulturelles Wissen, Empathie und Rücksichtnahme auf die jeweils anderen kulturbezogenen Kommunikationsregeln und -bedingungen.

**-kompetenz:** erlerntes Vermögen und angeeignetes Wissen. Die psycho-physische Fähigkeit, in konkreten sozialen Situationen sich angemessen zu verständigen. Das betrifft die Auswahl der rhetorischen Mittel, die Kenntnis kommunikativer Regeln und Strategien und deren bewussten und reflektierten Einsatz. Eingeschlossen ist die adäquate Nutzung medialer Technik (↗Medienkompetenz).

**–, komplementäre:** Beteiligte ergänzen sich in ihrem Kommunikationsbedürfnis. Die jeweiligen Situationen können auch asymmetrisch sein (z. B. Frage-Antwort), sofern ein kooperatives

Verhältnis erhalten bleibt und keine Machtstrukturen bestimmend werden. Sehr häufige Alltagssituation. *(Pabst-Weinschenk)*
–, **kooperative:** ↗kooperative Rhetorik.
**Massen-:** öffentliche ↗Kommunikation ohne spezifische Adressierung. Die Informationen werden medial verbreitet. Ursprünglich ohne ↗Feedbackmöglichkeiten. Internetbasierte Kommunikation ermöglicht in den sozialen Medien eine zielgruppenspezifischere Adressierung, wie auch unterschiedliche Formen des ↗Dialogs. Zentrales Modell für die Produktion und Analyse der Massenkommunikation: die ↗LASSWELL-Formel, 1948 von dem US-amerikanischen Wissenschaftler *Harold D. Lasswell* entwickelt: Who says what in which channel to whom with what effect. *(Bentele)*
**-modell:** Versuch, den multimodalen komplexen Prozess der ↗sprachlichen Kommunikation in seinen extrahierten zentralen Parametern und seinen soziokulturellen Einbettungen nachvollziehbar und verstehbar zu machen. Je nach wissenschaftlicher Entwicklung, Fokus und ↗Intentionalität der Modellierung und fachspezifischer Betrachtungsweise sind unterschiedlich stark differenzierte Modelle entstanden. Als eines der Grundmodelle kann das ↗Organon-Modell von *Bühler* bezeichnet werden. Von diesem abgeleitet sind die verschiedensten weiteren Modelle mündlicher Kommunikation entwickelt worden (z. B. das ↗Situationsmodell von *Geißner,* der ↗Funktionskreis nach *Gutenberg,* das ↗Vier-Seiten-einer-Nachricht-Modell von *Schulz von Thun* oder das ↗Sketch-Modell von *de Ruiter*) Je nach Fachwissenschaft und je nach Fragestellung (Sprachproduktion, Sprachverarbeitung, Sprachwirkung) entstehen mit fortscheitender Wissenschaftsentwicklung neue und/oder differenziertere Modelle.
–, **mündliche:** alle Arten des Kommunizierens, bei denen gesprochene Sprache genutzt wird. Ursprünglich binäre Gliederung zwischen mündlich und als Gegensatz dazu ↗schriftlich. Mit der Entwicklung der neuen Medien kam zum Kriterium des Mediums (gesprochen versus geschrieben) noch das Kriterium der Konzeptualität hinzu. So können neu entstandene Kommunikationsformen (z. B. ↗Chat) als konzeptionell mündlich aber medial

schriftlich klassifiziert werden. *(Koch/Oesterreicher)* Die mündliche Kommunikation verläuft immer auf der ↗verbalen (Text), ↗paraverbalen (↗Stimme/Sprechweise) und ↗extraverbalen (↗Körpersprache/↗Körperausdruck) Ebene.

**-narben:** ↗Kommunikationsbiographie.

**–, nonverbale:** Kommunikation mit nicht-sprachlichen Parametern. Unterschiedlich weit definiert. Differenzierung zwischen vokal-nonverbal (↗paraverbal: ↗Stimm- und ↗Sprechausdruck) und nonvokal-nonverbal (↗extraverbal: ↗Körperausdruck/↗Körpersprache). ↗Semiotisch betrachtet kann nur bei konventionalisierten Mustern unmittelbar vom Merkmal auf die Bedeutung geschlossen werden. *(Scherer)* Vokal-nonverbale Parameter sind der ↗Stimmklang und die ↗Akzentarten: ↗Melodie, ↗Lautstärke, ↗Artikulation und ↗Tempo. Zu den nonvokal-nonverbalen Parametern gehören ↗Mimik, ↗Gestik, ↗Kinesik und ↗Proxemik.

**–, nondirektive:** *(Rogers)* ↗symmetrische Kommunikation. Konzept der Humanistischen Psychologie. Es wird angestrebt, dass der Kommunikationsprozess nicht durch vorgegebene einseitige Regeln bestimmt wird, sondern durch empathische, personenzentrierte Wechselseitigkeit im Sinne einer ↗komplementären Kommunikation, und das auch bei vorhandenen ↗Asymmetrien.

**-pädagogik:** *(Geißner)* terminologische Entwicklung vom eher normativen Aspekt des Terminus ↗Sprecherziehung, dem auch die dialogische Komponente fehlt, zum Begriff Kommunikationspädagogik. Von *Geißner* als inhaltliche Transformation, als Paradigmenwechsel gesehen. Hat die tradierte Bezeichnung des Faches („Sprecherziehung") nur partiell abgelöst.

**–, paraverbale:** stimmlich-sprecherische (↗prosodische) Ebene gesprochener Äußerungen. Ist in der mündlichen Kommunikation unabdingbar mit der ↗verbalen Ebene verbunden (im Gegensatz zur ↗extraverbalen Ebene, die auf die Sprache bezogen ist, aber auch losgelöst davon bestehen kann). Der ↗Stimmklang und die ↗Akzentarten ↗Melodie, ↗Lautstärke, ↗Artikulation und ↗Tempo sind die dazugehörigen Parameter. Parasemantische Funktionen können nach *Scherer* ↗Amplifikation (Verstärkung), ↗Kontradiktion (ins Gegenteil wenden) und ↗Modifikation (Veränderung) sein.

–, **phatische:** kontaktmotivierte Äußerungsform. Nutzung ritualisierter Sprachformen. Die soziale Funktion von ↗Kommunikation steht im Vordergrund, im Gegensatz zur ↗rhetorischen Kommunikation, die sachorientiert geprägt ist.

–, **postkommunikative:** Nachbereitung. Analysephase. Reflexion der erzielten Wirkung im ↗Kommunikationsprozess. Aufarbeiten von ↗Feedbackinformationen.

–, **präkommunikative:** Phase vor dem eigentlichen Miteinander-Sprechen. In gezielten und geplanten ↗Kommunikationsprozessen findet in der präkommunikativen Phase die Vorbereitung auf den Sprechprozess und die Zielgruppe statt, das Sammeln der Gedanken und ↗Argumente (↗inventio), das Ordnen und Gliedern der Gedanken (↗dispositio). Bei ↗Manuskriptreden fällt auch die Ausformulierung in diese Phase. Von der präkommunikativen sind die ↗kommunikative und die ↗postkommunikative Phase zu unterscheiden.

–, **rhetorische:** eine Form der ↗mündlichen Kommunikation. ↗Rhetorik. Intentionale, zielgruppenorientierte, sachorientierte Kommunikationsart mit reflektiertem Ziel-Mittel-Einsatz. Sie basiert auf einem dialogischen Grundverständnis, sowohl in ihrer Ausprägungsform als ↗Rede als auch als ↗Gespräch. Im Unterschied zur ↗phatischen Kommunikation befassen sich die Beteiligten mit einem konkreten Thema, das in der Regel für die Zielgruppe große Relevanz hat. Rhetorische Kommunikation kann als angewandte ↗Rhetorik bezeichnet werden. Sie basiert auf den wissenschaftlichen Erkenntnissen der Erforschung rhetorischer Phänomene und hat eine lange Forschungstradition. Medial vermittelte ↗Reden und ↗Gespräche unterliegen spezifischen Wirkungsgesetzen und werden daher gesondert betrachtet: ↗Medienrhetorik.

–, **schreibsprachliche:** weniger gebräuchliche Bezeichnung für die ↗schriftliche Kommunikation, die das Prozessuale des Vorgangs unterstreichen soll.

–, **schriftliche:** alle Arten des Kommunizierens, bei denen geschriebene Texte die Ausgangslage bilden. Ursprünglich binäre Gliederung zwischen schriftlich und als Gegensatz dazu ↗mündlich. Mit der Entwicklung der neuen Medien kam zum Kriterium des

Mediums (gesprochen versus geschrieben) noch das Kriterium der Konzeptualität hinzu. So können neu entstandene Kommunikationsformen (z. B. ↗Chat) als konzeptionell mündlich aber medial schriftlich klassifiziert werden. *(Koch/Oesterreicher)*

**-situation:** ↗Sprechsituation.

**–, sprechkünstlerische:** ↗ästhetische Kommunikation.

**–, sprechsprachliche:** weniger gebräuchliche Bezeichnung für die ↗mündliche Kommunikation, die das Prozessuale des Vorganges unterstreichen soll.

**–, symmetrische:** ideale Sprechsituation, in der alle Beteiligten gleiche Chancen auf ↗Rederecht und Gesprächsbeteiligung haben, die ↗Intentionen für alle transparent sind. Asymmetrien kommen in der Alltagsrhetorik häufig vor, bedrohen jedoch als ↗komplementäre Situation die Ausgewogenheit nicht. Erst soziale und emotionale Hierarchien (Wissen und/oder Macht) erzeugen asymmetrische, unausgeglichene und nicht-gleichberechtigte ↗Kommunikationssituationen.

**-störung:** Beeinträchtigungen des Kommunikationsprozesses aus unterschiedlichsten Ursachen. (1) Im ↗Sender-Empfänger-Modell werden darunter Beeinflussungen im Übertragungskanal verstanden, wie Zusatzgeräusche, zu geringe ↗Lautstärke etc. (2) Im kommunikativen Sinne werden alle die Faktoren darunter subsumiert, die den wechselseitigen Verständigungsprozess, das Miteinander-Sinn-Konstituieren *(Geißner)* einschränken, wenn also das ↗Sprechhandeln und das ↗Hörverstehen durch innere oder äußere Faktoren beeinträchtigt werden (↗Redeangst, Leistungsdruck, Hierarchie etc.). (3) In therapeutischem Zusammenhang werden alle individuellen Störungsbilder der Sprech-, Sprach-, Stimmstörungen und Sprechablaufsstörungen darunter verstanden.

**–, therapeutische:** (1) Kommunikationsprozesse innerhalb von therapeutischen Sitzungen. (2) Die Therapiehandlung bei Sprech-, Sprach-, Stimmstörungen und Sprechablaufsstörungen.

**–, verbale:** sprachliche Ebene von Kommunikationsprozessen. Sie wird in der Mündlichkeit von Merkmalen der ↗paraverbalen Ebene begleitet und von Parametern der ↗extraverbalen Ebene ergänzt. Grundsätzlich kann sie ↗schriftlich oder ↗mündlich realisiert werden. Die Möglichkeiten der sozialen Netzwerke und die Verlinkungen im Internet verleihen dieser schriftlichen Kommunikation den Charakter von Mündlichkeit, daher wird von ↗sekundärer Oralität gesprochen.

**-verhalten:** Art und Weise, wie sich eine Person in einem kommunikativen Prozess einbringt. Da man sich nicht nicht-verhalten kann, wird das jeweilige Kommunikationsverhalten von den Beteiligten wahrgenommen, subjektiv interpretiert und entsprechend kommunikativ aufgeladen. Das betrifft alle drei Ebenen der sprachlichen Kommunikation (↗verbale, ↗para- und ↗extraverbale), aber insbesondere die extraverbale. ↗Körperausdruck und ↗Körpersprache. *(Watzlawick)*

**-ziel:** das mit einem kommunikativen Ereignis von den Betroffenen angestrebte Ergebnis. Es beeinflusst die Struktur der Äußerungen, die ↗Argumentation, die situativen Bedingungen und die sprachlich-sprecherische Gestaltung des Gesagten.

**Kommunikativ-pragmatische Wende:** der präskriptiv-normative Ansatz der Linguistik wird in den 1980er Jahren von einem handlungszentrierten Ansatz abgelöst. *(Glück)*

**Komplianz:** (sich fügen) unter sozialpsychologischen Aspekten sind in kommunikativen Prozessen unterschiedliche persönliche Haltungen möglich: Zuwendung (↗Affiliation) bzw. Abstandsbildung (↗Ditention) und Machtverhalten (↗Dominanz) bzw. Sich-fügen (Komplianz). *(Benesch)*

**Kompromiss:** dialogische, argumentative Kommunikationsprozesse mit strittiger Ausgangslage können zu unterschiedlichen Ergebnissen führen: ↗Konsens, Kompromiss, begründeter ↗Dissens, Kampfabstimmung (↗Debatte) und Abbruch. Im Falle eines Kompromisses einigen sich die Beteiligten auf ein Verfahren mit der größten Schnittmenge. Alle Betroffenen gehen Zugeständnisse ein und verzichten auf einen Teil ihrer Forderungen.

**Konferenz:** formalisiertes (Einladung, ↗Redezeit, ↗Rednerliste etc.) Zusammentreffen von Fachleuten zu einem konkreten Thema. Fachlicher Austausch über offene Fragestellungen. Mischform zwischen ↗Rede (Fachvortrag) und ↗Gespräch (anschließende ↗Diskussion). Konferenzen gibt es für wissenschaftliche, politische oder wirtschaftliche Fachgruppen.

**Konflikt:** Aufeinandertreffen widersprüchlicher (gegensätzlicher) Meinungen und Positionen. Die Geltung einer Aussage wird wechselseitig bestritten, meist in einer Abfolge von ↗Argumenten. Konflikte können bezüglich Sachfragen, Personen oder Rollen entstehen. ↗Argumentation.
  **-(lösungs)gespräch:** ↗Klärungsgespräch.
  **-fähigkeit:** die Fähigkeit, in einer kommunikativen Situation mit strittigem Thema Lösungsansätze zu schaffen, z. B. durch inhaltliche Perspektiven, durch wertschätzende Haltung, ↗Perspektivwechsel und ↗aktives Zuhören (↗NLP, ↗TA, ↗TZI).
  **-management:** Strategien, um bei einer strittigen Ausgangslage Wege zu einem ↗Kompromiss ↗oder Konsens zu finden.

**Konklusion:** (Conclusio) Schlussfolgerung. ↗Argumentation. In einem Argumentationsprozess Weg von einer strittigen Ausgangslage (Grund) zur Schlussfolgerung durch ↗Argumente, Beweismittel und Schlussregeln. In der antiken Rhetorik stellt die Conclusio als letzter Teil der Rede neben ↗Exordium (Einleitung) ↗Argumentatio (Argumentation) und ↗Narratio (Erzählung des Geschehens) bzw. ↗Propositio (Darlegung des Sachverhalts) den Abschluss dar.

**Konsens:** Übereinstimmung von Meinungen. Kann in kommunikativen Prozessen einerseits die Ausgangslage sein, von der aus gemeinsam nach Lösungswegen gesucht wird. Oder andererseits das Ergebnis eines Gesprächsprozesses (Argumentationsprozesses). In jedem Falle muss die Übereinstimmung transparent gemacht werden und bedarf der Bestätigung aller Beteiligten.

**Konsonant:** alle Laute des Deutschen, deren Bildung (↗Artikulationsmodus) durch eine ↗Hemmung oder einen ↗Verschluss zwischen ↗artikulierendem Organ und ↗Artikulationsstelle im ↗Ansatzrohr entsteht. Die ausströmende Ausatmungsluft erzeugt das Lautgeräusch an der Hemmstelle. Es werden Engelaute (↗Frikative, Reibelaute) [s], [z], [f], [v], [ʃ], [ʒ], [ç], [x], [j], [ʁ], Verschlusslaute (↗Plosive, Sprenglaute) [b], [p], [d], [t], [g], [k], Nasenöffnungslaute (↗Nasale) [m], [n], [ŋ] und ↗Liquide [l], [r] [ʀ] unterschieden. Bei den Frikativen reibt sich die Luft an der Engstelle, bei den Plosiven wird die Verschlussstelle gesprengt, und bei den Nasalen entweicht die Luft in die Nase, der Verschluss im Mundraum bleibt bestehen. Bei dem Liquid [l] weicht die Luft seitlich aus, beim [r] schwingt die Zungenspitze, beim [ʀ] das Zäpfchen. Der Hauchlaut [h] entsteht durch ein Hauchgeräusch im gesamten Ansatzrohr. Es gibt stimmhafte (↗lenis) und stimmlose (↗fortis) Konsonanten. Bei den stimmhaften wird das Geräusch der Hemmstelle durch ↗Stimmlippenschwingungen ergänzt.

**Konsonantenverbindungen:** in verschiedenen Sprachen bestehen unterschiedliche Kombinationsmöglichkeiten von ↗Lauten (↗Vokalen und ↗Konsonanten, aber auch nur Konsonanten). Im Deutschen haben sich manche Kombinationen zu stabilen Verbindungen entwickelt. So können einige Konsonanten zu ↗Affrikaten gebunden werden, d. h. eine Verbindung von Verschlusslaut (↗Plosiv) und Engelaut (↗Frikativ) an gleicher Artikulationsstelle mit fließendem Übergang vom einen zum anderen Laut: [pf], [ts].

**Konstruktion von Geschlecht:** die feministisch orientierte Gesprächsforschung zeigt in ihrer historischen Entwicklung eine Abfolge von der ↗Defizithypothese über die ↗Differenzhypothese zum ↗Doing Gender und schließlich zur ↗Dekonstruktion von Geschlecht auf. War es historisch gesehen zunächst notwendig, auf unterschiedliches Sprech- und Gesprächsverhalten verschiedener Geschlechter aufmerksam zu machen, weil nur eine implizite, unausgesprochene männliche Norm galt, wurde später deutlich, dass die Differenzierung in männliches und weibliches Sprechen Eigenschaften manifestierte und nicht zu situationsorientierter und am Kommunikationsziel orientierter Wahlfreiheit der Mittel führte. Außerdem blieb bis dahin unberücksichtigt, dass die einseitige Fokussierung auf das Geschlecht ethnische und soziokulturelle Aspekte vernachlässigt. So führte die Entwicklung in der ↗Gesprächsforschung folgerichtig zur ↗Gender-Diversity-Theorie und zur ↗Dekonstruktion von Geschlecht. *(Heilmann)*

**Kontaminationen:** Zusammenziehungen von Lauten während des Sprechens (Bsp.: silbisches n anstelle einer Endsilbe: [bakn̩]).

**Kontext:** bezeichnet in der ↗mündlichen Kommunikation alle Faktoren, die den kommunikativen Prozess mittelbar und unmittelbar beeinflussen. Dazu sind sowohl allgemein gesellschaftliche Bedingungen (grundgesetzlich garantierte Meinungsfreiheit) zu zählen als auch die konkreten situativen Parameter eines einzelnen Kommunikationsereignisses (Raum, Zeit, Beteiligte, Anlass, Ziel). Aber auch die sprachlich-sprecherische Einbettung des Einzelereignisses in einen größeren kommunikativen Zusammenhang.

**-bezogen:** jeder ↗Kommunikationsprozess ist eingebunden in vorangegangene und folgende kommunikative, situationale und gesellschaftliche Ereignisse. Er ist auch Teil eines Sprachentwicklungsprozesses. In diesem Verständnis komplexer Zusammenhänge sind Einzelbeiträge einzubetten.

**–, gesellschaftlicher:** Kommunikationsprozesse sind immer eingebunden in konkrete gesellschaftliche Bedingungen und Verhältnisse. Diese bestimmen das Maß an ↗Rede- und Meinungsfreiheit.

**Gesprächs-:** die situativen, sozialen, gesellschaftlichen und sprachbezogenen Relationen, in die ein konkretes Gespräch einzuordnen ist.

**–, situativer:** Rahmenbedingungen eines konkreten ↗Kommunikationsprozesses. Der situative Kontext kann Voraussetzungen für das Gelingen dieses Prozesses schaffen (Raumgröße, akustische und Lichtverhältnisse, technische Raumausstattung, Zeitplanung, kooperative Organisation etc.).

**–, sprachlicher:** ↗verbale Ebene der Kommunikation. Jeder ↗Kommunikationsprozess ist abhängig von der kulturbedingten

Sprachverwendung, den sprachlichen Fähigkeiten der Beteiligten, den regionalsprachlichen Besonderheiten und den soziokulturellen Bedingtheiten sprachlicher Kommunikationsprozesse.

**Kontradiktion:** Widersprüchliches/Gegensätzliches. Eine von vier parasemantischen Funktionen von ↗Körperausdruck und ↗Körpersprache, neben ↗Amplifikation, ↗Modifikation und ↗Substitution. *(Scherer)* Zentrales Merkmal von Ironie: die Diskrepanz zwischen ↗verbaler Aussage und ↗paraverbalen (↗prosodischen) oder ↗extraverbalen (körperlichen) Parametern.

**Kontrollierter Dialog:** ↗Dialog.

**Konturem:** *(Heike)* ↗konventionalisierte, kontinuierliche ↗suprasegmentale Merkmale mit kommunikativer Funktion. Kontureme gliedern Äußerungen. Die Einheiten auf ↗sprachlicher Ebene (z. B. Satz) und sprecherischer Ebene (z. B. ↗intonatorische Einheiten wie Kontureme) müssen nicht übereinstimmen (Bsp.: Die Sätze „Die Stimme klingt heiser." und „Wahrscheinlich ist sie überlastet." können durch einen Melodiebogen gebunden werden).

**Konversationsanalyse:** ein wissenschaftlicher Ansatz innerhalb der ↗Diskursforschung, neben ↗Pragmatik, ↗Konversations-, ↗Gesprächs- und ↗Dialoganalyse. Untersuchung authentischer ↗Gespräche mit dem Ziel, den Zusammenhang zwischen sprachlichen Mitteln und kommunikativen Zwecken zu analysieren. *(Becker-Mrotzek)* Die aus der US-amerikanischen „conversation analysis" entwickelte europäische Konversationsanalyse ist sozialwissenschaftlich und ethnomethodologisch orientiert, d. h. sie untersucht Bedeutungskonstitutionen in sozialen Interaktionssituationen. *(Kallmeyer/Schütze)*

**Konzept:** strukturierte Vorbereitung auf einen Sprechprozess (↗Rede, ↗Gesprächsbeitrag, ↗Gesprächsleitung). Das umfasst nicht nur die inhaltliche und die zeitliche Planung sondern auch die Organisation der situativen Faktoren. Im engeren Sinne handelt es sich um das Redekonzept, d. h. die sprachlich-inhaltliche Strukturierung einer Rede.

Das kann von wenigen ↗Stichworten über einen umfangreicheren ↗Stichwortzettel (↗Dreispaltenkonzept) bis zu einem ausformulierten Manuskript (↗Manuskriptrede) reichen.

**Kooperation:** gemeinschaftliches Handeln, symmetrische, zumindest ↗komplementäre Kommunikationssituation. Im Konzept der ↗kooperativen Rhetorik *(Bartsch)* sind einerseits der konsequente Hörerbezug und andererseits der ↗Perspektivwechsel zentrale Parameter. *(Pabst-Weinschenk)*

**Kopfstimme:** ↗Stimmregister.

**Körper:** in seiner primären Funktion für den Sprechprozess unabdingbare Voraussetzung. Der menschliche Körper mit seinen zentralen physiologisch-neuronalen und mentalen Leistungen, den Sinnesorganen, der peripheren ↗Stimm- und ↗Lauterzeugung sowie ↗Mimik und ↗Gestik ist die Basis des ↗Sprechhandlungsvermögens. In gleicher Weise sind die hör- und Verarbeitungsprozesse des ↗Hörverstehens abhängig von den konstitutionellen Voraussetzungen. Die primäre Körperlichkeit bedeutet also das vitale Hervorbringen und das Aufnehmen und Verarbeitung von Signalen. In seiner sekundären Funktion dient der Körper als diagnostisches Medium, indem über ↗Körperspannung, ↗Körperhaltung, ↗Blickkontakt, ↗Lautstärke und weitere Parameter den Beteiligten Informationen auf der ↗Ausdrucksebene vermittelt werden. *(Kühn)*

-**ausdruck:** allen körperlichen Bewegungen in ↗Kommunikationsprozessen können vom Gegenüber Bedeutungen zugemessen werden, d. h. sie werden kommunikativ aufgeladen (↗Kommunikationsverhalten). Dieser Vorgang beruht auf Wissen, Erfahrungen und Erinnerungen, bleibt jedoch immer subjektiv (Bsp.: kommunikative Bewertung von Sitzpositionen). Körperausdruck ist im semiotischen Sinne (↗semiotisches Dreieck) ein Anzeichen für einen Zustand, eine ↗Haltung oder eine ↗Emotion. Er bedarf immer des interpretativen Paradigmas, weil die Bewegungen nicht in einer 1:1-Relation konventionalisiert sind (Gegensatz: ↗Körpersprache). Es handelt sich um Parameter der ↗extraverbalen Ebene.

**-haltung:** ↗Kinesik.

**-spannung:** muskuläre Spannung der Gesamtmotorik. Sie ist einerseits zur Aufrechterhaltung des Körpers notwendig. Andererseits kann der Grad der Körperspannung (schlaff versus gespannt) auch Ausdruckswert erlangen (↗Kommunikationsverhalten). Die gesamtkörperliche Spannung hat immer auch einen Einfluss auf die innere Spannung der ↗Stimmerzeugung.

**-sprache:** konventionalisierte körperliche Bewegungen, insbesondere von Armen und Händen (↗Gestik). Es handelt sich um Körper-Sprache im semiotischen Sinne (↗semiotisches Dreieck), d. h. sie hat Zeichencharakter. Körpersprachliche Zeichen können anstelle von sprachlichen ↗Zeichen (Wörtern) stehen und werden von der jeweiligen Sprachgemeinschaft verstanden (Bsp.: Das Kopfschütteln anstelle des deutschen Wortes „nein"). Sie müssen nicht subjektiv interpretiert werden. Sie erfüllen damit eine (para-)semantische Funktion. Sie sind Parameter der ↗extraverbalen Ebene. Die Ergebnisse aus psycholinguistischen und neurowissenschaftlichen Untersuchungen sowohl der Körpersprache als auch des ↗Körperausdrucks zeigen, dass sie nicht nur den aktuellen Sprechvollzug begleiten, sondern bereits an der Konzeptualisierung des Gesagten beteiligt sind. *(McNeill, de Ruiter, Tomasello)*

**Korpus:** Sammlung von sprachlichen Daten zu einem bestimmten Thema, um anhand einer möglichst großen Zahl von Belegen Grundstrukturen erkennen und analysieren zu können (Bsp.: Muster beim Gelingen von Unterbrechungen). In der sprechwissenschaftlichen ↗Gesprächsforschung sind es immer Daten aus natürlichen konkreten Gesprächen. Die gleichen Korpora können unter ganz unterschiedlichem Forschungsinteresse untersucht werden.

**Kraftstimme:** Stimmgebung mit hoher ↗Sprechspannung und großem ↗Atemdruck. Feste bis harte ↗Stimmeinsätze. Diese Art der Stimmgebung ist in manchen ↗Kommunikationssituationen sinnvoll und notwendig (rufen). Über einen längeren Zeitraum hinweg genutzt wird die Stimme jedoch schnell geschädigt (↗Dysphonie). Gegenteil: ↗Schonstimme.

**Kreuzreim:** Reimform. In lyrischen Texten können sich am Versende Wörter reimen. Beim Kreuzreim wird jeweils eine Zeile übersprungen. Das Reimschema wird mit abab gekennzeichnet.

**Kurzrede:** (Fünfsatzrede)↗Fünfsatz. Minimale Struktur. Besteht aus mindestens einem situativen Einstieg, einer Argumentation aus einem und bis zu drei Schritten und einem abschließenden sog. ↗Zwecksatz (Zielstellung der Äußerung). Wird oft als Diskussionsbeitrag genutzt.

# L

**labial:** die Lippen betreffend. Mit beiden Lippen als ↗Artikulationsstelle gebildete ↗Konsonanten: [b], [p], [m].

**labiodental:** ↗Artikulationsstelle von ↗Konsonanten, die mit Lippe und Zähnen gebildet werden [f], [v].

**lallen:** beim Menschen ab etwa dem 2. Lebensmonat spielerisch auftretende vokalähnliche Laute. Betroffen sind dabei die Funktionskreise ↗Atmung, ↗Stimmerzeugung und ↗Lautbildung. Nach etwa einem halben Jahr kommen auch konsonantische Elemente hinzu, und die Äußerungen werden systematischer. Häufige Wiederholungen. Erweiterung der Probierphasen durch ↗Melodieveränderungen sowie Differenzierungen von ↗Lautstärke und ↗Tonhaltedauer. *(Franke)*

**Lampenfieber:** ↗Sprechängstlichkeit.

**Langage:** *(Saussure)* sprachwiss. Terminus, der die menschliche Sprechfähigkeit bezeichnet. *(Glück)* ↗Sprache.

**Langue:** *(Saussure)* sprachwiss. Terminus, der sich auf das Regelwerk komplexer sprachlicher Prozesse bezieht (Sprachbesitz). Basiert auf dem Zusammenhang von Gegenstand, Bedeutung und Bezeichnung (↗semiotisches Dreieck). *(Glück)* ↗Sprache.

**Laryngektomie:** operative Entfernung des ↗Kehlkopfs auf Grund eines malignen Tumors.

**Laryngitis:** ↗Kehlkopfentzündung.

**Larynx:** ↗Kehlkopf.

**LASWELL-Formel:** Konzept der ↗Massenkommunikation.

**Laut:** (Phon) kleinste Einheit der gesprochenen Sprache. Die Laute des Deutschen werden unterschieden in ↗Konsonanten und ↗Vokale. Die Laute selbst werden charakterisiert durch sie unterscheidende kleinere Merkmale, die ↗Artikulationsmerkmale.
 **An-:** erster Laut einer Silbe oder eines Wortes.
 **Aus-:** letzter Laut einer Silbe oder eines Wortes.
 **In-:** Laut innerhalb einer Silbe oder eines Wortes, umgeben von anderen Lauten.
 **-angleichung:** ↗Assimilation.
 **-bildung:** (↗Artikulation, ↗Aussprache) (1) Art und Weise, wie ein Individuum einen konkreten Laut bildet. (2) Merkmale der Bildung von Lauten einer bestimmten Sprache (↗Artikulationsstelle, ↗Artikulationsorgan, ↗Artikulationsmodus, ↗Überwindungsmodus, Grad der ↗Stimmhaftigkeit).
 **-Buchstaben-Beziehung:** ist im Deutschen nicht eindeutig (Bsp.: nur ein Buchstabe <s> für verschiedene Laute: stimmhaftes [z] und stimmloses [s] oder nur ein Laut [u:] für verschiedene Buchstaben <u, uh, ue, ou>) Obwohl die Laute des Deutschen in einigen Fällen durch unterschiedliche Schreibweise repräsentiert sein können, ist das phonetische Prinzip (Lautprinzip) das Hauptprinzip der deutschen Rechtschreibung. *(Hirschfeld/Stock)* ↗Phonem-Graphem-Beziehung.

**-dehnung:** (bewusstes) sprecherisches Mittel zur Erlangung von Aufmerksamkeit (↗Dauer), zur Fokussierung der Zuhörenden auf einen bestimmten Ausdruck oder ein ↗Häsitationsmoment zur Spannungserhöhung oder bei einer Formulierungsunsicherheit. Lautdehnung ist in den meisten Fällen mit einer ↗progredienten (weiterweisenden) ↗Sprechmelodie verbunden (↗Melodieführung).
**-erzeugung:** ↗Lautbildung.
**-gedicht:** (Lautpoesie) lyrische Gattung. Sprache wird nicht in ihrer semiotischen Struktur (Objekt – Bezeichnung – Bedeutung) genutzt, sondern nur in ihrer klanglichen Ebene. Die Lautpoesie versuchte auf diese Weise, überkommene (im Ersten Weltkrieg verkommene) Strukturen aufzubrechen. Bekannte Autoren für diese Poesie sind z. B. *Ernst Jandl* und *Kurt Schwitters*.
**-heit:** subjektive Empfindung der ↗Lautstärke eines akustischen Ereignisses. *(Franke)*.
**-malerei:** (Onomatopöie) poetisches Stilmittel. Gehäuftes Auftreten einzelner Laute oder Lautverbindungen als Schallnachbildungen tatsächlich naturalistisch vorhandener Geräusche oder als symbolische Lautbedeutsamkeit (Bsp.: Kikeriki, Wauwau, knispern). *(Braak)*
**-schriftzeichen:** (phonetisches Alphabet, ↗IPA) System von Zeichen, mit dem Laute sprach- und dialektübergreifend schriftlich repräsentiert werden können.
**-system:** Zusammenhang und Struktur aller Laute einer konkreten Sprache. Die Laute einer jeden Sprache sind gekennzeichnet durch spezifische Lautcharakteristika (↗Lautbildung). Die Grundstruktur des Deutschen besteht aus ↗Vokalen und ↗Konsonanten, die jeweils nochmals in Untergruppen gegliedert sind.
**-stärke:** subjektive Empfindung des ↗Schalldrucks. Referenzbezug ist ein Ton mit einer ↗Frequenz von 1.000 Hz. Bei diesem liegt die ↗Hörschwelle bei 0 ↗Dezibel (dB), die ↗Schmerzschwelle bei 130 dB. ↗Frequenzschwellen. Bei geringeren Frequenzen ist ein höherer Schalldruck zur Wahrnehmung notwendig. Akustisch messbare Größe. Wird subjektiv als ↗Lautheit wahrgenommen. Variation der Lautstärke dient der Markierung von Wort- und Satzakzent. Ist interaktiv betrachtet ein Parameter zur Herstellung von ↗Nähe und ↗Distanz.

**-stärkevariation:** die Veränderung der Lautstärke während des Sprechens über einen Zeitraum. ↗Prosodisches Merkmal des ↗Sprechausdrucks. Parameter des dynamischen ↗Akzents.

**-umgebung:** Laute, zwischen denen ein bestimmter Laut auftreten kann. Die Lautumgebung beeinflusst die Aussprache durch ↗Koartikulation (Bsp.: es verschiebt sich die Artikulationsstelle des [k] wenn ein [i:] oder ein [u:] folgt).

**Leading:** (Führen) Element des Konzepts des ↗Neurolinguistischen Programmierens (NLP). Gehört mit ↗Pacing (Anpassung) und ↗Rapport (Wechselbeziehung/harmonisches Verhältnis) zu den zentralen Ansätzen des NLP. Es gilt, die jeweiligen Prioritäten des Gegenübers in einer konkreten ↗Kommunikationssituation zu erfassen, sich darauf einzustellen und einen guten Kontakt miteinander zu entwickeln. Über diese Ebene wird eine ↗verbale, ↗paraverbale (stimmlich-sprecherische) und ↗extraverbale (körperlicher Ausdruck) Unterstützung und Entwicklung (Führung) möglich.

**Lee-Effekt:** verzögerte ↗auditive Sprachrückkopplung. Etwas zeitverzögert wird Betroffenen das eigene Sprechen über Kopfhörer nochmals eingespielt. Das kann zu einer Verlangsamung von ↗Sprechtempo und Eigenwahrnehmung führen. Kann beim ↗Poltern und ↗Stottern die Symptomatik dieser ↗Sprechflussstörungen (positiv) beeinflussen und ist eine therapeutische Möglichkeit. Bei Personen mit ungestörten ↗Sprechprozessen führt es häufig zu Erhöhung der ↗Lautstärke und Wiederholungen, da auch bei diesen die Eigenwahrnehmung irritiert wird. *(Franke)*

**Legasthenie:** (Lese-Rechtschreib-Schwäche, LRS) Schwierigkeiten bei der ↗auditiven und visuellen Aufnahme und Verarbeitung von Sprache. Beeinträchtigung bei der Umsetzung von gehörter in geschriebene Sprache. Somit auch Einschränkungen beim Lesen und beim Schriftspracherwerb durch Vertauschung von Buchstaben, Verwechslung von Ober- und Unterlängen oder linken bzw. rechten Buchstabenbögen. Führt zu verzögertem Lesetempo.

**Lehrvortrag:** spezifische Form der ↗Sachrede. Kommt speziell in Aus- und Weiterbildungssituationen vor.

**Leistungsatmung:** hohe ↗Atemfrequenz bei körperlicher Belastung. Notwendig, um erhöhten Sauerstoffbedarf zu decken. Dabei verschieben sich die Atemaktivitäten von der ↗Bauch-Flanken-Atmung zur reinen ↗Brustatmung. Die ↗Glottis ist weit geöffnet, die Anzahl der Atemzüge/Min. erhöht sich. Vollzieht sich dieser Prozess auch in psychischen Stresssituationen (↗Sprechängstlichkeit), verstärkt die erhöhte Atemfrequenz diese Tendenz eher noch. Eine ruhige, intensive Bauch-Flankenatmung dagegen wirkt beruhigend.

**lenis:** schwacher Spannungsgrad bei der ↗Artikulation bestimmter ↗Konsonanten. Im Deutschen meist verbunden mit ↗Stimmhaftigkeit. Gegensatz: ↗fortis (Bsp.: [b] – [p]).

**Leselehre:** *(Winkler)* didaktische Vermittlung der sprecherischen Gestaltungsmöglichkeiten (↗Sprechausdrucksmittel) zur hörgruppenbezogenen sowie situations- und kontextbezogenen Gestaltung eines Textes als Textinterpretation. Ziel ist die Unterstützung des ↗Hörverstehens und die Intensivierung des Hörgenusses.

**Lese-Rechtschreib-Schwäche:** ↗Legasthenie.

**Leseverstehen:** erlernte Fähigkeit, beim Lesen eines Textes seinen Sinn, seine Intentionalität zu erfassen.

**lingual:** ↗verbal.

**Lippen-Kiefer-Gaumenspalte:** eine Spalte der Lippen, des Kiefers und/oder des Gaumens. Kann durch Schädigung in der 4.–8. Embryonalwoche entstehen. Die Aussprache vieler Laute (insbesondere der Plosive) wird dadurch erschwert. *(Franke)*

**Lippenrundung:** ein Bildungsmerkmal von ↗Vokalen. Gerundete Vokale sind /o, u, ö, ü/. Die Lippenrundung ist ein distinktives Merkmal, d. h. ↗Minimalpaare zwischen gerundeten und ungerundeten Paaren können gebildet werden (Bsp.: [o:]–[e:] in loben – leben).

**Liquide:** Gruppe von ↗Konsonanten. Dazu zählen der ↗Laterallaut /l/ und die ↗Vibranten (Schwinglaute) Zungenspitzen-r und Zäpfchen-r. Alle Liquide sind ↗stimmhaft.

**Lispeln:** ↗Sigmatismus.

**Litotes:** rhetorische Figur. Abschwächung, Untertreibung. Ein Lob z. B. wird durch die Verneinung einer negativen Aussage ausgesprochen (Bsp.: Das hat mir nicht schlecht gefallen). *(Braak)*

**Live Voting:** didaktisches Konzept. Digitale Möglichkeit, um individuell gestellte Fragen direkt und allgemein zu beantworten, insbesondere in Lehrsituationen mit großer Zuhörerschaft. Die anonymisierten Antworten bilden sich über den Bildschirm der Lehrperson als Texte oder Diagramme so ab, dass alle sie erkennen können. Das Live-Voting-System kann sowohl der unmittelbaren Lernkontrolle dienen als auch der Konzentration der Lernenden auf das Gesagte und damit der lerner- und lernergebnisorientierten Lehre. *(Scheele/Mauve)*

**Lockerungsübungen:** praktische Übungen zur Entspannung der Körper-, Stimm- und Artikulationsmuskulatur. Ziel ist der Abbau von Überspannungen, um zu einer ausgeglichenen (↗eutonischen) Spannung zu gelangen, die für einen ↗Sprechprozess und den Abbau von ↗Redeängstlichkeit günstig ist.

**Logophobie:** ↗Sprechangst.

**Logorrhoe:** (Logorhoe, Logorrhö) starker Rededrang, der sich schwer aufhalten lässt. Kann bei psychischen Erkrankungen oder der ↗Wernicke-Aphasie auftreten. *(Franke)*

**Logopädie:** Fachgebiet, das sich in Theorie und Praxis mit ↗Stimm-, ↗Sprach-, ↗Sprech- und ↗Redeflussstörungen sowie ↗Hörstörungen befasst. Schwerpunkte sind die Prävention, Beratung und Rehabilitation, um eine situationsangemessene Teilhabe an kommunikativen Prozessen zu ermöglichen.

**Logos:** Sach- oder Wirklichkeitsbezug der Sprache, innere Einheit und Geschlossenheit. Planvoll geordnete und gestaltete Einheiten gesprochener Sprache mit bewusster Wirkungsabsicht. Prinzip rationaler, vernünftiger ↗Argumentation. Überzeugungsmittel neben ↗Ethos und ↗Pathos. *(Kraus)*

**Lösungstiefe:** Absinken der Stimme aus der ↗Indifferenzlage (physiologische Sprechstimmlage) in die tiefste Stimmlage. Damit verbunden ist eine Spannungslösung. Bei längerem Sprechen ist diese Spannungslösung in bestimmten Zeitabschnitten notwendig, um die Stimme nicht allmählich in eine Überspannung zu führen. Die Lösungstiefe ist inhaltlich verbunden mit dem Ende einer Äußerung und ↗prosodisch mit einer terminalen ↗Kadenz.

**LRS:** (Lese-Rechtschreib-Schwäche) ↗Legasthenie.

**Luftverbrauch:** abhängig von der jeweiligen Aktivität. Erwachsene bewegen in Ruheposition ca. 7–8 l/Min., beim Sprechen 15–25 l/Min. und bis zu 120 l/Min. bei schwerer körperlicher Arbeit. Die bewegte Menge an Atemluft pro Atemzug beträgt in Ruhe etwa 500 ml.

# M

**Macht:** die Möglichkeit, in einer sozialen Beziehung den eigenen Willen auch gegen Widerstände durchzusetzen. *(Weber)* In Kommunikationssituationen drückt sich Macht aus in dem Recht zu befehlen, Fragen zu stellen und Antworten zu verweigern. *(Pawlowski)* Freiwillig zugewiesene Macht bezeichnet man als Autorität. Unter Herrschaft versteht man die Ausübung von Macht gegenüber Untergeordneten und Abhängigen.

**Mäeutik:** rhetorische Figur. Fragetechnik, die Befragte zur selbständigen Erkenntnis führen soll. ↗Sokratisches Gespräch.

**Manipulation:** Oberbegriff für Techniken der versteckten Einflussnahme auf Denken, Fühlen und/oder Handeln von Individuen oder Gruppen. Die eigentliche ↗Kommunikationsabsicht bleibt verschleiert/geheim. Die Aussage ist oft unwahr (↗Fake News). *(Merten)*

**Mehrheit:** spielt eine Rolle bei Abstimmungen (z. B. über Anträge in ↗Versammlungen). In der ↗Geschäftsordnung einer Organisation ist niedergelegt, mit welchen Mehrheiten (einfache oder 2/3) entschieden wird. Außerdem muss geklärt sein, ob es sich um die Mehrheit der Mitglieder oder der Anwesenden handelt.

**Median:** Statistik. Wert in der Mitte einer auf- oder absteigenden Zahlenreihe. Der Median teilt die Reihe in eine darüber und eine darunter liegende Hälfte.

**mediale Spannung:** Grad der Spannung der ↗Stimmlippen an ihrem Ansatz an den ↗Aryknorpeln. Ist von besonderer Bedeutung, wenn bei der ↗Flüsterstimme nur das ↗Flüsterdreieck geöffnet sein soll.

**Mediation:** kommunikatives Verfahren zur Beilegung eines Konfliktes, den die Konfliktparteien nicht alleine lösen können. Eine hinzugezogene dritte neutrale Person versucht zu vermitteln. Beide Konfliktparteien müssen dem Verfahren zustimmen.

**Medien:** (1) diffuse Bezeichnung für eine Vielfalt von Kommunikationsformen. Zunächst waren die technischen Bedingungen (Kanal) von Kommunikation gemeint. In der interpersonellen Kommunikation entstanden Bezeichnungen nach den Sinneswahrnehmungen (Printmedien, Hörmedien). Mit der Digitalisierung der Informationsübermittlung entwickelten sich die sog. Neuen Medien, die mit Hilfe elektronischer Geräte internetbasierte Kommunikation ermöglichen, auch interaktiv (↗soziale Medien). *(Beck)* (2) Unabhängig davon ist der Begriff für alle Formen der Visualisierungen in ↗rhetorischen Kommunikationsprozessen gebräuchlich.

–, **digitale:** alle Medienformen, die nicht analog genutzt werden können.

-**kompetenz:** erlernte Fähigkeit, die Medien aller Art, insbesondere die internetbasierten, sinnvoll für die eigene Kommunikation aktiv zu nutzen und in den jeweiligen Medien kommunikativ zu agieren.

-**rhetorik:** Theorie und Praxis rhetorischen Handelns in den unterschiedlichen ↗Medien. Damit sind sowohl sprechsprachliche als auch ton- und bildsprachliche Kompetenzen subsumiert.

(Dorn) Mit der fortschreitenden Digitalisierung verändern sich die kommunikativen Formen der Teilhabe.

**–, soziale:** interaktive, internetbasierte Kommunikation auf unterschiedlichen Plattformen (digitale Vernetzungen), die sich ständig weiterentwickeln und verändern. Zugang nur über Anmeldung oder Mitgliedschaft.

**Mehrfachadressierung:** (Dieckmann) mediale Kommunikationsformen, in denen unterschiedliche Zielgruppen gleichzeitig angesprochen werden. So können z. B. in einem Fernsehgespräch zugleich die am Gespräch Beteiligten selbst gemeint sein, aber auch ein im Sender anwesendes Publikum und das Fernsehpublikum zu Hause. Da die angesprochenen Zielgruppen sehr divergent sein können, ist die intentionale Orientierung erschwert.

**Melodie:** (↗Intonation, ↗Satzmelodie, ↗Sprechmelodie) Verlauf der ↗Tonhöhe im zeitlichen Ablauf einer Äußerung. Teil der ↗Prosodie. Ein Merkmal des ↗Sprechausdrucks.

**-bewegung:** (-verlauf) wird charakterisiert durch die Häufigkeit der Tonhöhenveränderung im Verlaufe einer Äußerung und durch den ↗Range, den Abstand vom tiefsten bis zum höchsten Ton.

**-führung:** (↗Kadenz) während die Melodiebewegung im Verlaufe einer Äußerung individuell, kontextuell und situational abhängig gestaltet wird, besitzt die Melodierichtung des Äußerungsendes (↗Kadenz) syntaktischen Charakter: die Melodie kann steigen (↗interrogativ), schweben (↗progredient) oder fallen (↗terminal).

**–, interrogative:** (steigende) kennzeichnet eine Äußerung als Frage, als Teil der Frage-Antwort-↗Paar-Sequenz. Dadurch wird auch der Wille zur ↗Rederechtabgabe angezeigt. Nach (oder in) der letzten betonten Silbe steigt die ↗Melodie an, sofern die Frage nicht syntaktisch durch ein Fragewort markiert ist.

**–, progrediente:** (schwebende) kennzeichnet eine Äußerung als weiterweisend, als nicht abgeschlossen. Die ↗Sprechspannung bleibt erhalten, oft verbunden mit einer ↗Staupause. Nach (oder in) der letzten betonten Silbe wird die vorhandene Tonhöhe beibehalten. Typische Melodieführung bei Anreden, Redeankündigungen und

Spannungsaufbau. Markiert zugleich den Anspruch auf Erhalt des ↗Rederechts.
–, **terminale:** (fallende) kennzeichnet eine Äußerung als abgeschlossen. Dadurch werden Aussagen voneinander getrennt. Nach (oder in) der letzten betonten Silbe fällt die Melodie in die ↗Lösungstiefe. Gleichzeitig reduziert sich die ↗Sprechspannung. Wirkt sachlich und klar und markiert den Willen zur ↗Rederechtabgabe.

**melodischer ↗Akzent:** Hervorhebungen im Satz oder in der Silbe durch ↗Melodiebewegung.

**Memoria:** Einprägen der geplanten Rede im Gedächtnis für das Wiedererinnern im aktuellen Vollzug. In der antiken Rhetorik der vierte Teil der rhetorischen Kunstlehre (↗partes rhetoricae). Die vorangegangenen Teile beziehen sich auf die Ausarbeitung (↗inventio, ↗dispositio, ↗elocutio) und das Halten der Rede (↗actio). *(Neuber)*

**Meta-Kommunikation(s):** Kommunikation über Kommunikation. ↗Perspektivwechsel von der aktiven Beteiligung zur Reflexion über den Sprechprozess.
**-äußerungen:** können sich auf die formale und strukturelle Organisation eines Kommunikationsprozesses beziehen (Ort, Zeit, TN-Zahl, Häufigkeit von Redebeiträgen etc.), auf die Themenbearbeitung (Zusammenfassungen, Visualisierungen, Kernfragen explizieren etc.) und auf die Beziehungsgestaltung der Beteiligten (Gefühle und Bedürfnisse). Bsp.: „Wir sollten hier nicht dazwischenreden, sondern alle ausreden lassen." *(Pawlowski)*

**Metapher:** bildliche Bezeichnung. Übertragung einer Eigenschaft oder eines Sachverhalts in einen neuen Zusammenhang. Bedeutung eines Wortes wird in einen neuen Kontext gesetzt. Das Bild weicht etwas von der bisher erfahrenen Realität ab (Bsp.: eine Mauer des Schweigens). *(Braak)*

**Metaplan-Gesprächstechnik:** Gesprächsprozesse mit Visualisierungen, insbesondere mit Kärtchen auf Pinnwänden. In dieser speziellen

Form und mit spezifischen Materialien entwickelt von der Firma METAPLAN (*Schnelle:* Metaplan-Methode). Inzwischen verbreitete didaktische Methode für offene Arbeitsprozesse, die der Klärung und Entscheidung dienen. Prozess- und ergebnisorientiert. Alle eingebrachten Überlegungen und Ideen werden gesammelt, visualisiert und in einem späteren Schritt strukturiert. ↗Symmetrische Kommunikationsform. ↗Kooperation. *(Pabst-Weinschenk)*

**Metonymie:** ein gebräuchliches Wort wird durch ein anderes ersetzt, das zu ihm in enger Verbindung steht (Bsp.: köstlicher Tropfen anstelle von Wein). Oft eine Komprimierung des Ursprünglichen (Bsp.: „das 21. Jahrhundert" anstelle von „technische und medizinische Entwicklungen in der jetzigen Zeit"). *(Braak)*

**Metrik:** ↗Verslehre.

**Metrum:** ↗Versmaß. Wechsel von betonten und unbetonten Silben (Hebungen und Senkungen). Unterschieden werden steigende (erst unbetonte, dann betonte Silben) und fallende (erst betonte und dann unbetonte Silben) Versmaße. ↗Jambus und ↗Anapäst sind steigende, ↗Trochäus und ↗Daktylus fallende Versmaße.

**Mimik:** Bewegungen der Muskulatur im Gesicht. Gehört neben ↗Gestik, ↗Kinesik und ↗Proxemik zu dem Bereich von ↗Körpersprache/Körperausdruck. Besondere Bedeutung haben die ↗Blickrichtung und die Dauer des Blickkontakts zum Gegenüber. Über sie wird Kontakt aufgebaut und gehalten und es wird ↗Nähe (anschauen) oder ↗Distanz (wegschauen) in der ↗Kommunikationssituation erzeugt. Mimik hat eine starke ↗Ausdrucksfunktion. In vielen Kulturen ist während des Gesprächs ein deliberatives Wegblicken *(Ehlich/Rehbein)* üblich, eine nachdenkende, kurze Unterbrechung des Blickkontakts, um den Eindruck des Anstarrens zu vermeiden. Über Blickkontakt kann die Weitergabe von ↗Rederecht ermöglicht werden.

**Mind Map:** (mind mapping) *(Buzan)* kognitive Methode zur Erarbeitung eines Themas in Vorbereitung auf eine ↗Rede, ein

↗Gespräch oder einen geschriebenen Text. Ausgehend von einem zentralen Stichwort werden alle Ideen und Teilaspekte dazu landkartenartig (Baumverästelungen) visualisiert. *(Macke)*

**Minimalpaar:** Wortpaare, die sich ↗phonetisch nur in einem Merkmal unterscheiden (Bsp.: ↗Lippenrundung bei [e] und [o]).

**Mismatch:** Diskrepanz zwischen Wortbedeutung (↗verbale Ebene) und ↗prosodischem (↗paraverbale Ebene) und/oder körperlichem (↗extraverbale Ebene) Ausdruck. Mismatch führt beim Gegenüber zu Irritationen bezüglich der Botschaft. Im Falle von Ironie ist diese Differenz bewusst eingesetzt.

**Missverständnis:** Diskrepanz zwischen intendierter und verstandener Aussage. Entsteht oft, wenn eine Differenz zwischen Gesagtem und Gemeintem besteht. Mit *Schulz von Thun:* wenn bei der Äußerung eine andere der vier möglichen Seiten einer Botschaft (↗Darstellung, ↗Appell, ↗Selbstoffenbarung, ↗Beziehung) aktiviert wurde als das beim Hören der Fall war (↗Kommunikationsmodelle).

**Mitbewegung:** Merkmal von Verzögerungen im ↗Denk-Sprech-Prozess. Motorische Unterstützung beim Ausformulieren der Gedanken. Unterstützende Mitbewegungen wurden auch in der Therapie von Menschen mit ↗Stottererscheinungen eingesetzt. Versuch, Sprechunflüssigkeiten zu überbrücken und das Sprechen zu initiieren.

**Mitteilung(s):** (Botschaft, Nachricht) Inhalt von Gesagtem. Dabei kann die ↗Kommunikationsabsicht auf vier Ebenen *(Schulz von Thun)* ausgedrückt werden: ↗Sach-, ↗Appell-, ↗Beziehungs- oder ↗Selbstoffenbarungsebene. ↗Kommunikationsmodelle.
  **-absicht:** (kommunikative Absicht) die grundlegende Intention, mit der sich Sprechende äußern. Die Grundfunktionen sind ↗Informieren und ↗Aktivieren. Beim Informieren (↗Darstellungsebene) werden Fakten und Sachverhalte dargestellt und wertungsfrei übermittelt. Beim Aktivieren (↗Appell-, ↗Selbstoffenbarungs- und

↗Beziehungsebene) besteht das Ziel darin, den Hörerkreis zum Überprüfen der eigenen Handlungen, Haltungen und Wahrnehmungen anzuregen.

**-wert:** Maß der Bedeutung einer Mitteilung für konkrete Personen in konkreten ↗Kommunikationssituationen. Je nach Einschätzung kann sich die Intensität der eingesetzten ↗Sprechausdrucksmittel verändern.

**Mittelregister:** ↗Stimmregister zwischen ↗Kopf- und ↗Bruststimme. Nicht klar abgegrenzt.

**Moderation:** (1) Präsentation von Sendungen in Rundfunk, Fernsehen und digitalen Medien. (2) Leitung, Gestaltung und Begleitung von dialogischen Veranstaltungen (z. B. Tagungen, ↗Konferenzen, runden Tischen, Arbeitskreisen). Moderierte ↗Gespräche sind bei kontroversen und/oder vielschichtigen Themen empfehlenswert, vor allem bei Diversität der Beteiligten, bei vorgegebenen ↗Tagesordnungen und in großen Gruppen. Die Aufgaben der Moderation bestehen in der Strukturierung des Gesprächs, der Beachtung der Tagesordnung, der ↗Rednerliste und des Zeitablaufs. Inhaltliche Impulse, Zwischenzusammenfassungen und die Sicherung von Arbeitsergebnissen gehören ebenso zur Moderation wie die Beachtung fairer Gesprächsregeln.

**Modifikation:** Veränderung, leichte Abwandlung. Nach *Scherer* eine von vier (para-)semantischen Funktionen von ↗paraverbaler und ↗extraverbaler Kommunikation, neben ↗Amplifikation, ↗Substitution und ↗Kontradiktion.

**Monitoring:** aus den Naturwissenschaften kommend, beschreibt es das Überwachen bzw. Kontrollieren eines Prozesses. Im Zusammenhang mit kommunikativen Prozessen oft als Self-Monitoring verwendet: Eigenkontrolle beim Sprechen über die ↗Artikulation, den Gebrauch von ↗Gestik, die Struktur des Satzbaus, Einschub von ↗Interjektionen etc. Kann zu sprachlich/sprecherischen Korrekturen führen.

**Monophthong:** Grundvokale als Einzelphonem. Gegensatz: ↗Diphthonge.

**Monotonie:** sprechen mit wenig Variation der ↗Sprechausdrucksmittel ↗Stimmklang, ↗Melodie, ↗Sprechtempo und ↗Lautstärke. Ruft beim Zuhören schnell Desinteresse und Langeweile hervor.

**MOOC:** (Massiv Open Online Courses) online ↗Vorlesung. Inhalte werden internetbasiert über spezifische Plattformen synchron an sehr große TN-Gruppen übermittelt (können mehrere Hundert sein). Es kann sich ein online-Test anschließen. Inhaltliche ↗Diskussionen in Foren sind möglich. *(Schulmeister)*

**Morphem:** kleinste bedeutungstragende Einheit einer Sprache.

**Motorik:** (kontrollierbare) erlernte Bewegungsfähigkeit des menschlichen Körpers. Zu unterscheiden sind Grob- und Feinmotorik. Für das Sprechen sind einerseits die körperlichen Bewegungen von ↗Mimik, ↗Gestik, ↗Kinesik und ↗Proxemik (↗Körpersprache/Körperausdruck) und andererseits die feinmotorischen Bewegungen der Mundmotorik zentral. Je differenzierter die Zungen- und Lippenbewegungen ausgeführt werden können, umso bewusster lässt sich die ↗Artikulation gestalten, umso verständlicher wird die ↗Aussprache.

**Mundatmung:** Luftaufnahme durch den geöffneten Mund. Das hat den Nachteil, dass im Gegensatz zur Einatmung durch die Nase die Mundschleimhäute schneller austrocknen und die eingeatmete Luft weder gereinigt noch angewärmt wird. Außerdem ist infolge der weiteren Räume der Einatmungsvorgang nicht so intensiv. Situationsbedingt (z. B. lange Sprechpassagen, ↗Leistungsatmung) wird dennoch Mundatmung benötigt.

**Mundhöhle:** von Wangeninnenseiten, Lippen und Zähnen, Mundboden und Gaumen umfasster Raum. Die Mundhöhle gehört zum ↗Ansatzrohr und wirkt in ihrer Sekundärfunktion als ↗Resonanzraum und als Ort, an dem ↗Lautbildung stattfindet.

**Mündigkeit:** hier: Fähigkeit zur Teilhabe an politischen Auseinandersetzungen. Voraussetzungen dafür sind ↗Gesprächsfähigkeit und Kritikfähigkeit. In seinem Konzept durch ↗Mündlichkeit zur Mündigkeit benannte *Geißner* z. B. Fragen stellen, Haltungen formulieren, argumentieren und streiten als mündliche Fähigkeiten, die neben anderen Parametern zu kritischer Mündigkeit führen können.

**mündlich:** ↗mündliche Kommunikation.

**Mündlichkeit:** ↗mündliche Kommunikation.

**Mundmotorik:** ↗Motorik.

**Murmelgruppen:** didaktisches Konzept interaktiver ↗Vorlesungen. An thematischen Einschnitten in der Vorlesung besprechen sich beieinander sitzende Studierende kurz leise, wie sie das Vorgetragene verstanden haben und ob es offene Fragen gibt. Diese können anschließend im Plenum geklärt werden. Dann folgt der nächste Vorlesungsabschnitt.

**Murmelvokal:** ↗Schwa-Laut.

**Muskelentspannung:** die Produktion gesprochener Äußerungen bedarf einer Spannung der ↗Atemmuskulatur, der ↗Stimmmuskulatur, der ↗Artikulationsmuskulatur und des gesamten Körpers. Ist die Spannung zu gering, gelingt kein situationsadäquates Sprechen. Ist die Spannung zu groß, wird auch das einerseits beim Hören als unangenehm wahrgenommen, andererseits belastet es auf Dauer besonders die Stimmmuskulatur und kann zu ↗Stimmstörungen führen. Wünschenswert sind demnach ↗eutone, ausgeglichene Spannungsverhältnisse. Eine selbst erlernbare Übungsmethode dafür ist z. B. das Konzept der ↗Progressiven Muskelentspannung (Progressive Muskelrelaxation, PMR) nach *Jacobson*, bei welchem der Wechsel von Anspannung und Entspannung einzelner Muskelgruppen das zentrale Prinzip darstellt.

**Muskulus Vocalis:** Stimmlippenspanner. Innerhalb der ↗Stimmlippen von vorn nach hinten verlaufender Muskel.

**Muskeltonus:** Spannungsgrad eines Muskels.

**Mutation(s):** Stimmwechsel. Veränderung der ↗Stimme durch Größenwachstum des ↗Kehlkopfs mit der beginnenden Pubertät. Die ↗Stimmlippen werden länger und dicker. In der Prämutationsphase ist ein allmählicher Verlust der hohen Töne bemerkbar. In der Kernphase der Mutation (etwa bis zu 12 Wochen dauernd) senkt sich die Stimme deutlich. Bei Jungen beträgt das Längenwachstum der Stimmlippen bis zu 10 mm. Durch die gleichzeitige Verdickung senkt sich die Stimme bis zu einer Oktave. Diese starke Veränderung führt zu vorübergehenden Unausgewogenheiten der Spannungsverhältnisse. Dadurch kann die Stimme von der Knabenstimme plötzlich beim Sprechen in das männliche Register „brechen" (Stimmbruch) und wieder nach oben gehen. Am Ende dieser Phase stabilisiert sich die Stimme normalerweise in der mittleren Sprechstimmlage (↗Indifferenzlage). Da bei Mädchen die Veränderungen nicht so stark sind (Längenwachstum bis 4 mm, Stimmvertiefung um eine Terz), sind die hörbaren Erscheinungen oft nicht so abrupt und deutlich. Die nachfolgende Phase ist durch einen Stabilisierungsprozess der Sprechstimmlage und der Spannungsverhältnisse charakterisiert (Postmutation). Der Gesamtprozess kann 2–3 Jahre dauern. *(Franke)*

   **-stimmstörung:** stimmliche Erscheinungen, die sich auch in der Phase der ↗Postmutation nicht selbständig zurückbilden (Rauigkeit, wechselnde Tonhöhen). Es kann sich auch um Fehlspannungen oder Fehleinstellungen handeln, die im Zusammenhang mit der Mutation entstehen.

   **-fistelstimme:** unausgeglichene Spannungsverhältnisse der Kehlkopfmuskulatur, oft verbunden mit Kehlkopfhochstand. Die Stimme bleibt hoch und senkt sich nicht ab, trotz abgeschlossener Pubertät.

   **Post-:** eine nicht eindeutig festzulegende Zeitspanne nach der Kernphase der Mutation. Die Stimme verliert ihre Rauigkeit, die Spannungsverhältnisse gleichen sich aus, die individuelle ↗Stimmlage stabilisiert sich.

**Prä-:** eine nicht eindeutig festzulegende Zeitspanne vor der Kernphase der Mutation, da die ersten stimmlichen Anzeichen zunächst unauffällig sind. Stimme beginnt abzusinken, kann etwas rauer und kräftiger werden.

**–, unvollständige:** wird oft nicht oder erst spät bemerkt, da die Stimme absinkt, aber letztlich nicht die volle Tiefe der Normalsprechstimmlage erreicht. Kann durch z. B. bewusstes unphysiologisches Drücken der Stimme in die Tiefe zu ↗Dysphonien führen.

**Mutismus:** Sprechunfähigkeit bei normal ausgeprägtem Sprech- und ↗Hörvermögen. Psychogene Ursachen. Kann über das gesamte Kommunikationsfeld auftreten oder nur in bestimmten Situationen oder mit bestimmten Personen (selektiver Mutismus). Gehört zu den ↗Kommunikationsstörungen. *(Franke)*

# N

**Nachricht:** (Botschaft, Mitteilung, Äußerung) (1) in unterschiedlichen ↗Kommunikationsmodellen werden verschiedene Termini genutzt. Im Kern allen gemeinsam ist, dass es sich um den Inhalt des Gesprochenen handelt. (2) In öffentlichen Medien meint Nachricht die Berichterstattung über allgemein interessierende Ereignisse.

**Nachrichtenquadrat:** ↗Kommunikationsmodell „Vier-Seiten-einer-Nachricht" von *Schulz von Thun*.

**Nachvollzug:** Vorgang beim Zuhören. Die Logik der inneren Struktur des Gesagten, die ↗Argumentation und/oder die ↗Verständlichkeit der Äußerungen werden innerlich geprüft (Stimmigkeit).
  **–, funktioneller:** Vorgang beim Zuhören. Die ↗Sprechspannung der Sprechenden wird beim Zuhören nicht nur wahrgenommen, sondern in eine eigene Spannungslage übertragen. Durch diesen funktionellen Nachvollzug ist erklärbar, dass überhöhte Sprechspannung oder Fehlspannung sowohl als unangenehm empfunden wird als auch übernommen wird.

**Nähe:** hier: Zuwendung zum kommunikativen Gegenüber. Gegensatz: ↗Distanz. Die Relation von Nähe und Distanz zwischen Sprechenden wird kulturell unterschiedlich toleriert und unterschiedlich reglementiert. Im ↗Gespräch erschwert das Herstellen von Nähe (↗stimmlich, ↗gestisch, ↗proxemisch, mit ↗Blickkontakt) ein Unterbrechungsbegehren.

—, **öffentliche:** die kulturell zugelassene Nähe in öffentlicher Kommunikation zwischen Menschen, die nicht persönlich miteinander bekannt sind.

**Narratio:** anschauliche Erzählung. In der antiken ↗Rhetorik fester Bestandteil der ↗Rede neben ↗Exordium (Einleitung), ↗Argumentatio (Argumentation) und ↗Conclusio (↗Schlussfolgerung, Abschluss). Darstellung der Ausgangsereignisse, Erzählung des Geschehens. (auch: ↗Propositio, Darstellung des Sachverhalts.) Hinführung zur ↗Argumentation. Soll Klarheit und Glaubwürdigkeit vermitteln. *(Knape)*

**nasal:** spezifischer Stimmklang. Das ↗Gaumensegel ist locker gesenkt, der Weg zum Nasenraum ist geöffnet, die Ausatmungsluft kann auch durch die Nasenräume entweichen und dort ↗Resonanz erzeugen.

**de-:** das ↗Gaumensegel ist stark angehoben, der Nasenraum ist versperrt. Stimme klingt „verschnupft", die nasale Komponente der ↗Vokale und ↗Nasale fehlt.

**Nasale:** Laute, bei denen zwischen ↗Artikulationsstelle und ↗artikulierendem Organ im Mundraum ein ↗Verschluss hergestellt wird. Gleichzeitig wird durch Absenken des ↗Gaumensegels der Nasenraum geöffnet, durch den die Ausatmungsluft strömen kann: [n, m, ŋ].

**Nasalierung:** bewusste Veränderung der Artikulation, um erhöhte nasale Klanganteile zu erzeugen (zeitstilabhängig).

**Nasalität(s):** Grad des Anteils an Nasenresonanz bei der Lautbildung. Alle ↗Nasale werden mit Nasenresonanz gesprochen, alle

↗Vokale haben einen nasalen Anteil, abhängig vom Grad der Mundöffnung. Moden bezogen auf die Sprechweise haben in verschiedenen historischen Epochen eine große Nasalität im gesamten Sprechprozess bevorzugt (↗Nasalierung).
-**störung:** die nasalen Anteile bei der ↗Lautbildung entsprechen nicht der normgerechten ↗Artikulation. Nasalitätsstörungen können beim ↗Stimmklang (↗Rhinophonie) oder bei der Lautbildung auftreten (↗Rhinolalie).

**Näseln:** ↗Rhinophonie.

**Nasenhöhle:** Räume der Nase, in denen die Luft schwingen kann.

**Nebenbetonung:** Hervorhebung einer Silbe eines Wortes oder Textes, die schwächer ist als die ↗Hauptbetonte. Kommt in mehrsilbigen Wörtern und mehrgliedrigen Komposita vor (Bsp.: 'Haustür‚schlüssel).

**Neurolinguistisches Programmieren (NLP):** *(Bandler/Grinder)* kommunikatives Trainingskonzept, dessen Grundlage auf der Annahme beruht, dass menschliches und damit auch kommunikatives Verhalten neuronal gesteuert ist und mit Hilfe von Sprache beeinflusst werden kann. NLP wird therapeutisch eingesetzt, aber auch zum Entwickeln von Verhaltensänderungen in kommunikativen Prozessen. Grundannahmen dieses nicht unumstrittenen Ansatzes sind, dass zwischen den Beteiligten ein guter Kontakt (↗Rapport) aufgebaut werden muss, was durch (sprachliches) Einstellen (↗pacing) auf das Gegenüber gelingen kann. Auf dieser Basis kann versucht werden, die Ressourcen der Betroffenen zu nutzen, um sie zu verändertem Verhalten zu führen (↗leading). Um eigenständige Erkenntnis und Entwicklung zu unterstützen, kann es förderlich sein, bekannte Verhaltensweisen in einen neuen Handlungsrahmen zu setzen (↗reframing). Über die Koppelung mit anderen sprachlichen Bildern oder Handlungen sollen die neuen Muster stabilisiert werden (↗ankern).

**NLP:** ↗Neurolinguistisches Programmieren.

**Nominalstil:** Schreib- oder Sprechstil, bei welchem viele Substantivierungen (zu Nomen umgeformte Verben) genutzt werden. Texte werden dadurch oft schlechter verständlich und wirken weniger flüssig.

**nonverbal(e):** (nicht-verbal) aus dem englischen Sprachraum übernommener Begriff. Ist terminologisch unscharf. Oft ist nur die ↗extraverbale Ebene des Sprechens gemeint, also ↗Körpersprache und ↗Körperausdruck. Zur genaueren Differenzierung kann das auch als nonverbal-nonvokal bezeichnet werden, sozusagen text- und stimmlos. Die ↗paraverbale Ebene des Sprechens wird dann als nonverbal-vokal benannt. *(Wallbott)* Diese Ebene ist in der Fachliteratur manchmal mitgemeint, manchmal nicht.

**-Kommunikation:** ↗Kommunikation.

**Notation(s):** Form der Verschriftlichung. Wiedergabe von Lauten oder gesprochenen Texten mit Hilfe vereinbarter Zeichen, den ↗Notationszeichen. Im Laufe der Entwicklungen der ↗Phonetik, der Dialektforschung und der ↗Gesprächsforschung haben sich verschiedene ↗Notationsverfahren und unterschiedliche ↗Notationskonventionen entwickelt. Der zentrale Anstoß zur Entwicklung derartiger Systeme bestand in der Notwendigkeit, in der Zeit verlaufende flüchtige gesprochene Texte zum Zwecke der Dokumentation oder der wissenschaftlichen Untersuchung festschreiben zu können. So entstand das eigentliche Paradoxon, Mündlichkeit in seiner Spezifik an Hand einer Transformation in die Schriftlichkeit zu untersuchen.

**-konventionen:** Vereinbarungen, in welcher Weise bestimmte Erscheinungen der Mündlichkeit im Schriftlichen festgehalten werden sollen (z. B. Wortakzent mit einem Großbuchstaben). Anfänglich wurden für die jeweiligen Untersuchungen nichtstandardisierte eigene Notationen entwickelt. Für die ↗Phonetik und die Dialektforschung entstand lange vor der Gesprächsforschung 1888 das Internationale Phonetische Alphabet (↗IPA). Dessen Ursprung lag auch in dem Anspruch, für mündliche Sprachen, die kein schriftliches Äquivalent haben, Aufzeichnungen zu ermöglichen. Es galt, sprachübergreifend schriftsymbolunabhängig Lauteinheiten wiedererkennbar und vergleichbar zu machen. Fortlaufende gesprochene Sprache natürlicher Gespräche zu notieren, begann mit der ↗kommunikativ-pragmatischen Wende in der Linguistik um 1970.

**-verfahren:** unterschiedliche methodische Wege, natürliche Gespräche zu dokumentieren. Zunächst wurden die interaktionalen dialogischen Aspekte der ↗verbalen Ebene des Gesprochenen notiert. D. h. neben dem Inhalt des Gesagten lag das Augenmerk auf der Art und Weise des ↗Turn-Takings. So konnten Spezifika der ↗Mündlichkeit und Strukturen des Turn-Takings untersucht werden. Später kamen Elemente der ↗para- und der ↗extraverbalen Ebene hinzu. Jede ↗Transkription stellt eine Abstraktion des Gehörten dar. Die ↗Sprechwissenschaft sieht in der Notation die korpusgestützte Präsentation der Sprechwirklichkeit, muss also immer alle sprachlichen Ebenen abbilden. Das erste sprechwissenschaftliche Notationsverfahren ist das 1975 entwickelte ↗Gesprächsverlaufssoziogramm (GVS) von *Ursula Geißner*. Es handelt sich um eine in der Zeit verlaufende graphische Darstellung des Turn-Takings mit Einfügungen von Textteilen, der Sitzordnung und Veränderungen des ↗Blickkontakts. In den nachfolgenden Forschungsansätzen (*Winkler* mit Akzentschwerestufen, *Royé* mit Markierungen der paraverbalen Parameter, *Gutenberg* mit einer hermeneutisch-analytischen Notation HAN) differenzierte sich die Notationsweise ständig aus. Zwei Grundtypen entwickelten sich parallel: die ↗Partitur-Notation und ↗die integrierte Zeilenschreibung.

**Partitur-:** ein Notationsverfahren, bei dem die unterschiedlichen Ebenen der Sprache eigene Zeilen erhalten, die textsynchron untereinander stehen, einer Musikpartitur vergleichbar. Prominenter Vertreter dafür ist das ↗HIAT, das halbinterpretative Arbeitstranskript von *Ehlich* und *Rehbein*. Die Gleichzeitigkeit des Geschehens (↗Sprechausdrucksmerkmale und körperliche Ausdrucksmerkmale während des Sprechens) wird nicht in eine Nacheinanderrangigkeit aufgelöst. Es eignet sich insbesondere dann, wenn der Schwerpunkt einer Gesprächsanalyse auf der Bedeutung der ↗para- und extraverbalen Ebene für das Gesprächsgeschehen liegt. Ein Nachteil ist die gewöhnungsbedürftige Lesbarkeit.

**Zeitreihen-:** (integrierte Zeilenschreibung) ein Notationsverfahren, bei welchem insbesondere Zeichen für ↗prosodische Elemente in die fortlaufende Textzeile eingefügt werden, praktischerweise weitgehend dem konventionell-orthographischen System entnommen: Unterstreichungen, Großbuchstaben, Klammern, Buchstabenverdoppelungen etc. Prominenter Vertreter dafür ist das ↗GAT, die Gesprächsanalytische Transkription, entwickelt von einem linguistischen Team um *Selting*, das sich um einen Standardisierungsversuch bemüht hat. Der Vorteil dieses Verfahrens besteht in schneller Lesbarkeit und einer Vergleichbarkeit der Datenerhebungen unterschiedlichster Teams durch die Standardisierung. Als nachteilig erweist sich, dass bei einer Fokussierung auf den Körperausdruck einerseits die Standardisierung schwieriger ist und andererseits durch eine zu große Anzahl der in die Zeile einzufügenden Zeichen die Lesbarkeit verlorengeht.

**Nukleus:** (Nucleus) Silbenkern. ↗Silbe.

**Nuscheln:** umgangssprachlicher Ausdruck. ↗Artikulation mit geringem Zahnreihenabstand und ungenügender ↗Mundöffnungsweite insbesondere bei ↗Vokalen. Dadurch wird das Verständnis erschwert.

# O

**Obersatz:** ↗Argumentation. ↗Syllogismus.

**Obertöne:** zum ↗Grundton (zur ↗Grundfrequenz) mitschwingende Töne. Sie sind ein ganzes Vielfaches des Grundtones (gemessen in Hz).

**Ödem:** hier: Gewebeschwellung im Bereich der Stimmlippen.

**Öffentlich/privat:** Klassifikationsebene in der Gesprächstheorie. In öffentlichen ↗Gesprächen sprechen die Beteiligten miteinander als Träger sozialer Rollen (Berufsstatus, Vorgesetzte, kollegiale Ebene). Die Beziehung zwischen den Parteien ist in erster Linie soziologisch bestimmbar. In privaten Gesprächen sprechen die Betroffenen als Individuen miteinander, verständigen sich über individuelle Bedürfnisse und Interessen. Die Beziehung ist sozialpsychologisch zu bestimmen.

**Öffnungsweite:** betrifft insbesondere die ↗Vokale. Durch die Bewegung des Unterkiefers entstehen unterschiedlich große Zahnreihenabstände. Große Mundöffnungsweite verbessert die ↗Resonanz und damit auch die Abstrahlkraft der ↗Laute. Eine zu geringe Mundöffnungsweite führt zu schlechter Verständlichkeit (↗nuscheln).

**olfaktorisch:** den Geruchssinn betreffend.

**Onomatopoesie:** Laut- und Klangmalerei.

**Onset:** linker Silbenrand. ↗Silbe.

**Ontogenese:** Entwicklungsgeschichte des einzelnen Individuums.

**Oralität:** ↗Mündlichkeit.
**–, sekundäre:** *(Ong)* Mündlichkeit, die in der Schriftlichkeit durch internetbasierte Kommunikationssysteme entstanden ist. ↗Mündliche Kommunikation.

**Orator:** Redner in der antiken ↗Rhetorik.

**Oratoria:** (Oratorie) Redekunst in der antiken ↗Rhetorik. Kunst, gut und wirkungsvoll zu reden.

**Organon-Modell:** *(Bühler)* ↗Kommunikationsmodell. Eines der ersten Grundmodelle zur Funktion sprachlicher Zeichen (1934). Es benennt den Ausdruck einer Person in kommunikativen Prozessen (↗Symptomfunktion), die Darstellung des Sachverhalts (↗Symbolfunktion) und den Appell an Personen (↗Signalfunktion). Von diesem Modell abgeleitet sind die verschiedensten weiteren ↗Kommunikationsmodelle mündlicher Kommunikation.

**Orthoepie:** (Normphonetik) ↗Standardaussprache. Überregionale Geltung unter Einbezug stilistischer Variationen. Kodifizierung in ↗Aussprachewörterbüchern. Überregionale Regelungen werden über das Bildungssystem und die Medien vermittelt. *(Hirschfeld/Stock)*

**Orthophonie:** ↗Standardaussprache.

# O

**Obersatz:** ↗Argumentation. ↗Syllogismus.

**Obertöne:** zum ↗Grundton (zur ↗Grundfrequenz) mitschwingende Töne. Sie sind ein ganzes Vielfaches des Grundtones (gemessen in Hz).

**Ödem:** hier: Gewebeschwellung im Bereich der Stimmlippen.

**Öffentlich/privat:** Klassifikationsebene in der Gesprächstheorie. In öffentlichen ↗Gesprächen sprechen die Beteiligten miteinander als Träger sozialer Rollen (Berufsstatus, Vorgesetzte, kollegiale Ebene). Die Beziehung zwischen den Parteien ist in erster Linie soziologisch bestimmbar. In privaten Gesprächen sprechen die Betroffenen als Individuen miteinander, verständigen sich über individuelle Bedürfnisse und Interessen. Die Beziehung ist sozialpsychologisch zu bestimmen.

**Öffnungsweite:** betrifft insbesondere die ↗Vokale. Durch die Bewegung des Unterkiefers entstehen unterschiedlich große Zahnreihenabstände. Große Mundöffnungsweite verbessert die ↗Resonanz und damit auch die Abstrahlkraft der ↗Laute. Eine zu geringe Mundöffnungsweite führt zu schlechter Verständlichkeit (↗nuscheln).

**olfaktorisch:** den Geruchssinn betreffend.

**Onomatopoesie:** Laut- und Klangmalerei.

**Onset:** linker Silbenrand. ↗Silbe.

**Ontogenese:** Entwicklungsgeschichte des einzelnen Individuums.

**Oralität:** ↗Mündlichkeit.
**–, sekundäre:** *(Ong)* Mündlichkeit, die in der Schriftlichkeit durch internetbasierte Kommunikationssysteme entstanden ist. ↗Mündliche Kommunikation.

**Orator:** Redner in der antiken ↗Rhetorik.

**Oratoria:** (Oratorie) Redekunst in der antiken ↗Rhetorik. Kunst, gut und wirkungsvoll zu reden.

**Organon-Modell:** *(Bühler)* ↗Kommunikationsmodell. Eines der ersten Grundmodelle zur Funktion sprachlicher Zeichen (1934). Es benennt den Ausdruck einer Person in kommunikativen Prozessen (↗Symptomfunktion), die Darstellung des Sachverhalts (↗Symbolfunktion) und den Appell an Personen (↗Signalfunktion). Von diesem Modell abgeleitet sind die verschiedensten weiteren ↗Kommunikationsmodelle mündlicher Kommunikation.

**Orthoepie:** (Normphonetik) ↗Standardaussprache. Überregionale Geltung unter Einbezug stilistischer Variationen. Kodifizierung in ↗Aussprachewörterbüchern. Überregionale Regelungen werden über das Bildungssystem und die Medien vermittelt. *(Hirschfeld/Stock)*

**Orthophonie:** ↗Standardaussprache.

**Ösophagus:** Speiseröhre.

**-stimme:** nach einer ↗Laryngektomie erlernte Stimmgebung durch Bildung einer Pseudoglottis. *(Franke)*

**Oszillogramm:** in der Zeit verlaufende Schwingungskurve (grafische Darstellung) des artikulierten Lautkontinuums.

**Oxymoron:** Kombination von zwei sich widersprechenden Begriffen (Bsp.: beredtes Schweigen). ↗Katachrese.

# P

**Paarreim:** in einer Gedichtstrophe reimen sich immer die letzten Wörter am Versende zwei aufeinanderfolgender Zeilen (das Reimschema heißt aabb).

**Paar-Sequenz:** spezifische Abfolgen von Äußerungen auf Grund von aufeinander bezogener Sprechhandlungsmuster (Bsp.: Frage – Antwort).

**Pacing:** Element des Konzepts des ↗Neurolinguistischen Programmierens (NLP). Ein NPL-Coach versucht, die Prioritäten z. B. der Sinneswahrnehmungen (z. B. eher optisch oder eher ↗auditiv) des Gegenübers in einer konkreten ↗Kommunikationssituation zu erfassen, um einen guten Kontakt miteinander zu entwickeln. ↗Rapport.

**Pädaudiologie:** Spezialgebiet der ↗Audiologie, das sich mit der Diagnostik und Therapie von kindlichen Hörstörungen befasst.

**Pantomime:** ein Geschehen, eine Handlung wird mit Hilfe von ↗mimischen, ↗gestischen, ↗kinesischen und ↗proxemischen Mitteln nachvollzogen, abgebildet und einem Publikum gezeigt. Im Unterschied zur mündlichen ↗Kommunikation begleiten diese jeweiligen Mittel keine sprachlichen Äußerungen.

**Paradigma:** (1) grundsätzliche Denk- und Sichtweise zu einem (sozialen, wissenschaftlichen, politischen) Phänomen und die daraus resultierende Handlungskonsequenz. (2) Rhetorisch: ein Beispielbeweis, der einer rhetorischen ↗Induktion entspricht. *(Hannken-Illjes)*

**paralingual:** (paralinguistisch) ↗paraverbal.

**Parallelismus:** stilistische Figur. Parallele sprachliche Strukturen aufeinanderfolgender Äußerungen.

**Paraphasie:** Entstellung des Zielwortes. Tritt bei ↗Aphasien auf. Betroffene bemerken die Wortverwechslung nicht. Manchmal entstehen Neubildungen (Bsp.: zeuchnen anstelle von zeichnen).
–, **phonematische:** das gefundene Wort ist dem gesuchten klanglich ähnlich (Bsp.: Hase – Hose).
–, **semantische:** das gefundene Wort ist dem gesuchten semantisch verwandt (Bsp.: Tasse – Glas).
–, **verbale:** Austausch des gesuchten Wortes gegen ein beliebiges anderes.

**Paraphrase:** Gesagtes von anderen mit eigenen Worten wiedergeben.

**paraphrasieren:** mitteilen, was man aus einer Äußerung des Gegenübers verstanden hat bzw. wie man die Äußerung verstanden hat. Möglichkeit der Verständnissicherung in ↗Gesprächen. ↗Aktives Zuhören.

**paraverbal:** stimmlich-sprecherische Ebene der ↗Kommunikation neben der ↗verbalen und der ↗extraverbalen Ebene. Parameter sind der ↗Stimmklang und die ↗Akzentarten ↗Melodie, ↗Lautstärke, ↗Artikulation und ↗Tempo, also die stimmlich-sprecherischen ↗Ausdrucksmittel. ↗Nonverbal.

**Parenthese:** verbaler Einschub außerhalb der eigentlichen syntaktisch-inhaltlichen Struktur (Zusatzbemerkung). Thematisch ergänzend. Planungsanpassung an Hörerreaktionen.

**Parole:** *(Saussure)* sprachwiss. Terminus, der die Gliederung und den Ausdruck von Gedanken mit sprachlichen Mitteln bezeichnet. *(Glück)* ↗Sprache.

**Partes rhetoricae:** fünf Aufgabenbereiche des Redners in der Antike für eine wirkungsvolle Rede: ↗inventio, ↗dispositio, ↗elocutio, ↗memoria und ↗actio.

**Partes orationes:** ↗Redegliederung in der Antike.

**Pathos:** in der Antike eines der drei zur Redekunst gehörenden Überzeugungsmittel (neben ↗Ethos und ↗Logos). Der Redner hat die Aufgabe, die Zuhörer zu erregen oder zu erschüttern, um damit bei den Anhängern positive Gefühle im Hinblick auf den eigenen Standpunkt und Unwillen gegenüber dem Gegner hervorzurufen. Voraussetzung ist, dass der Redner selbst ein inneres Pathos erlebt. *(Kraus)*

**Pause(n):** meist Abwesenheit von ↗Schallsignalen. Kann jedoch begleitet sein von Merkmalen, die auch ohne Schallabwesenheit als Grenzsignale fungieren (z. B. Räuspern oder hörbare Atemgeräusche). *(Hirschfeld/Stock)* Ein starkes Merkmal zur Markierung von Einheiten (↗Sinnschritte). Oftmals in Kombination mit weiteren Merkmalen (z. B. ↗Melodie und ↗Sprechspannung). Nicht jede mögliche Stelle für eine Pause wird im aktuellen Redevollzug auch genutzt. Zu unterscheiden sind ↗Staupausen und ↗Atempausen, ↗gefüllte und ↗ungefüllte Pausen.

    **Atem-:** Abwesenheit von ↗Schallsignalen. Sprechmelodie (↗melodischer Akzent) sinkt in die ↗Lösungstiefe, ↗Sprechspannung wird gelöst. Zäsur in der Gedankenentwicklung. ↗Einatmung. Die Atempause ermöglicht beim Zuhören eine kurze Absenkung der Aufmerksamkeitsspannung.

**–, gefüllte:** obwohl der Sprechfluss unterbrochen ist, sind ↗Schallsignale zu hören. Hörbare Einatmungsgeräusche, Räuspern, Einschub von ↗Interjektionen (z. B. hm, äh) sind vorhanden.
**Stau-:** Zäsur, Gliederungspause, Gestaltungspause. ↗Sprechspannung bleibt erhalten, ↗Sprechmelodie bleibt schwebend (↗melodischer Akzent, ↗progrediente Kadenz), sie verweist auf Folgendes. Staupausen dienen dazu, eine Spannung aufrecht zu erhalten oder aufzubauen.
**–, ungefüllte:** vollständige Abwesenheit von Schallsignalen.

**Performanz:** von *Austin* in die Linguistik eingeführte Bezeichnung für die Verwendungsweise von Verben, die sprachliche Handlungen bezeichnen. *(Glück)* Im Gegensatz zur ↗Kompetenz (Fähigkeit) handelt es sich bei der Performanz um die Sprachverwendung in konkreten kommunikativen Situationen. Im populären Sinne wird unter Performanz die Gesamtheit der auf Wirksamkeit angelegten Parameter der kommunikativen Situation subsumiert (Sprachverwendung, Sprechhandlung, Selbstpräsentation, Medienpräsentation etc.).

**Periphrase:** Stilmittel. Umschreibung eines Begriffes z. B. durch die Nutzung einer bestimmten Eigenschaft (Bsp.: „der Allwissende" anstelle von „Gott") oder durch Beschönigung (Bsp.: „kräftige Stimme" anstelle von „unangenehm laut"). Sonderform der ↗Metonymie. *(Braak)*

**Peroratio:** Redeschluss in der antiken ↗Rhetorik.

**Perspektivwechsel:** Perspektivübernahme. In vielen Gesprächssituationen und auch in der Vorbereitung auf ↗Gespräche ist es hilfreich, den Gesprächsgegenstand (das Thema, den ↗Konflikt, das ↗Beratungsanliegen etc.) aus der Sicht des Gegenübers zu betrachten, im ↗Kommunikationsprozess zu berücksichtigen und gegebenenfalls zu übernehmen. Perspektivwechsel ist ein zentrales Kriterium gelingender Gespräche.

**Persuasion:** kommunikativer Prozess, bei dem durch symbolisches Handeln das Verhalten oder die Einstellungen des Gegenübers beeinflusst werden sollen. Bezogen auf ↗Argumentation umfasst sie die Konzepte des ↗Überredens und des ↗Überzeugens. *(Hannken-Illjes)*

**Pharynx:** ↗Rachenraum.

**Phon:** (1) Laut. (2) Maßeinheit des Lautstärkepegels (psychoakustische Größe). Empfundene ↗Lautstärke eines ↗Schallereignisses. 0 Phon wird als ↗Hörschwelle, 130 Phon als ↗Schmerzgrenze definiert.

**Phonation:** ↗Stimmgebung.

**Phonationsatmung:** ↗Sprechatmung.

**Phonem:** kleinste bedeutungsdifferenzierende Einheit der Sprache, durch die es zu anderen eine Opposition bildet. Die Distinktion ist seine sprachliche Funktion. Abstrakte Einheit als Bündel von Merkmalen. Beim Sprechen wird es in den ↗Lauten realisiert, die in ihrer Aussprache differieren je nach ↗Lautumgebung, ↗Sprechsituation und individueller Sprechweise. Übergeordnete Einheit für alle ↗Allophone (Bsp.: das Phonem /r/ kann unterschiedlich realisiert werden [r], [ʀ], [ʁ], die Artikulationsvarianten sind jedoch nicht distinktiv).
-**Graphem-Beziehung:** obwohl die Phoneme (↗Laute) des Deutschen in einigen Fällen durch unterschiedliche Schreibweise repräsentiert sein können, ist das phonetische Prinzip (Lautprinzip) dennoch das Hauptprinzip der deutschen Rechtschreibung (Bsp.: /k/: <k, kk, ck, kh, c, ch>). *(Hirschfeld/Stock)*
-**system:** strukturierte Übersicht über die Phonemklassen einer Sprache. Distinktive Basis-Merkmale der ↗Phoneme des Deutschen sind vokalisch-nicht vokalisch, konsonantisch-nicht konsonantisch. Die ↗Vokale werden charakterisiert durch die distinktiven Merkmale gespannt (geschlossen) – ungespannt (offen) (↗Artikulationsspannung), hell – dunkel, gerundet – ungerundet (↗Lippenrundung). Die ↗Konsonanten werden charakterisiert durch die distinktiven Merkmale ↗stimmhaft – ↗stimmlos, ↗nasal – oral, ↗fortis – ↗lenis.

**Phonetik:** beschreibt und untersucht die Merkmale der ↗Lautbildung (artikulatorische, physiologische Phonetik), der Lautwahrnehmung (auditive, perzeptive Phonetik) und die Schallsignalstruktur (akustische Phonetik), also die segmentalen und ↗suprasegmentalen (↗prosodischen) Merkmale ↗gesprochener Sprache. Schnittstelle zwischen Geistes- (deskriptive Phonetik) und Naturwissenschaft (experimentelle Phonetik).
   **Norm-:** ↗präskriptiver Ansatz. Erarbeitung von ↗Ausspracheregeln und -empfehlungen für eine konkrete Sprache.

**phonetische Störungen:** die Bewegungsausführung (Feinmotorik) der ↗Lautbildung ist gestört. Laute werden nicht altersgerecht artikuliert. Ursachen können eine motorische Schwäche der Zunge, taktil-kinästhetische Wahrnehmungsstörungen oder eine kindliche ↗Hörstörungen sein. *(Bialluch)* ↗Dyslalie.

**phonetische Umschrift:** Zeichensystem (unabhängig von den Symbolen der Schriftsprache) mit dem Ziel, Lauteinheiten wiedererkennbar, vergleichbar und reproduzierbar zu machen.

**Phonetisches Alphabet, Internationales:** ↗IPA. Durch die International Phonetic Association entwickeltes sprachübergreifendes phonetisches Zeichensystem.

**Phonetogramm:** *(Perelló)* Schema zur Beurteilung der Stimme. Es werden die ↗Tonhaltedauer, die ↗Stimmintensität, die ↗-ermüdung und der ↗-umfang gemessen und der Grad von ↗Heiserkeit und ↗Nasalität festgestellt und dokumentiert. *(Franke)*

**Phoniater:** Subspezialisierung des HNO-Facharztgebietes. Schwerpunkt sind die Störungen der ↗Stimme und ↗Hörstörungen.

**Phoniatrie:** Stimmheilkunde. Ärztliches Fachgebiet, das sich mit den Störungen der ↗Stimme und ↗Hörstörungen befasst.

**Phonologie:** Teildisziplin der Linguistik. Untersucht und beschreibt die Funktion von segmentalen (↗Phoneme und ihre Merkmale) und ↗suprasegmentalen (übergreifenden ↗prosodischen) Einheiten einer Sprache (↗Intoneme). Beschreibt ↗Phonem-Graphem-Beziehungen.

**phonologische Störungen:** das phonologische Bewusstsein für Sprache ist nicht ausreichend entwickelt. Die bedeutungsunterscheidende Funktion der ↗Laute ist unklar, es werden abweichende Lautmuster genutzt. Die Ursachen können mit Teilfunktionen der zentral-↗auditiven Verarbeitung und/oder mit auditiven ↗Wahrnehmungsstörungen im Zusammenhang stehen. *(Bialluch)* ↗Dyslalie.

**phonostilistische Variante:** Normen der ↗Standardaussprache sind nicht starr, sondern können situationsbedingt und individuell abhängig variieren. Die Variationsbreite innerhalb des standardsprachlichen Rahmens ermöglicht situationsangemessenes Sprechen. Die phonostilistischen Varianten gliedern sich in zwei Formstufen: die gehobene und die gemäßigte. Von der gehobenen zur gemäßigten Formstufe nimmt der Grad an ↗Lautreduktionen, ↗Assimilationen und ↗Elisionen zu. *(Lemke)*
　–, **gehobene:** Textgestaltungen der ↗ästhetischen Kommunikation und Sprechen mit hohem Spannungsgrad (↗Vorträge) in der Öffentlichkeit.
　–, **gemäßigte:** alltagsbedingtes Sprechen in kleinerem Hörerkreis (↗Rede und ↗Gespräch).

**Phonotaktik:** Konzept der ↗Laut- und ↗Phonemkombinationen einer Sprache und der Häufigkeit ihrer Verteilung.

**Phylogenese:** stammesgeschichtliche Entwicklung der Lebewesen.

**Pleonasmus:** eine Hinzufügung zu einem Wort ergibt keine Ergänzung, sondern die Bedeutung ist im Hauptwort bereits enthalten. Doppelbedeutung (Bsp.: weißer Schimmel).

**Plosiv:** (Verschlusslaut) ↗Explosiv.

**Poltern:** ↗Redeflussstörung (↗Sprechflussstörung). Überstürzter Sprechprozess, überhastetes ↗Sprechtempo. ↗Atmung und Sprechen verlaufen asynchron. Satzumstellungen, ↗Elisionen, ↗Kontaminationen und Rhythmusunregelmäßigkeiten sind typische Erscheinungen. Durch die oft verwaschen wirkende ↗Aussprache ist die Verständlichkeit eingeschränkt. Betroffene sind meist ohne Leidensdruck und damit gegenüber einer Therapie wenig aufgeschlossen. *(Franke)*

**Polyptoton:** stilistische Figur. Innerhalb einer ↗Äußerung kommt ein Wort in unterschiedlichen grammatischen Formen vor (Bsp.: das Kind im Kinde ansprechen). *(Braak)*

**Polysyndeton:** stilistische Figur. Mit immer der gleichen Konjunktion verbundene, sich in ihrer Aussage steigernde Verben (Bsp.: es säuselt und plätschert und rauschet und toset). *(Braak)*

**Pragmatik:** (Pragmalinguistik) zeichentheoretisch (nach *Morris*) die Lehre von der Verwendung sprachlicher Zeichen. Handlungszentriert. Zentrales Merkmal ist die Kategorie des Zwecks sprachlichen Handelns. Anwendungsorientiert steht die situationsabhängige und zielgruppenabhängige Vermittlung von Inhalten im Vordergrund. *(Glück)*

**Prägnanz:** Kriterium der Verständlichkeit *(Langer/Schulz von Thun/ Tausch)*. Verhältnis von Redezeit und Informationsgehalt, Ausgewogenheit von ↗Redundanz und Verkürzung. Semantische Genauigkeit der Äußerungen.

**Prämisse:** eine gegebene Aussage. Sie wird als wahr behandelt. Eine Oberprämisse formuliert einen anerkannt allgemein geltenden Satz, die Unterprämisse einen spezifischen Fall. Im ↗Syllogismus folgt aus beiden zwingend die ↗Konklusion. *(Hannken-Illjes)*

**Präsentation:** Darbietung von Inhalten. (1) Rede in einem konkreten situationalen Kontext. (2) Mediale Aufbereitung und Gestaltung von Inhalten.

**Präskription:** (präskriptiv) vorschreibend. Unter einem normativ-präskriptiven Paradigma ist zu verstehen, dass es vorab festgelegte Normen, Regeln, Maßstäbe und Kriterien gibt, die als Richtlinie gelten (z. B. ↗Aussprachenormen).

**pressen:** hier: ↗Stimmklang, der nicht die Weite des ↗Ansatzrohres zur ↗Resonanzbildung nutzt, sondern mit engem ↗Ansatzrohr und hohem Druck der ↗Ausatmungsluft auf die ↗Stimmbänder erzeugt wird.

**Prima vista lesen:** ohne Vorbereitung (auf den ersten Blick) einen Text sinnrichtig und zielgruppengerichtet lesen.

**Primärton:** (Grundton, ↗Grundfrequenz) die ↗Stimmlippen schließen sich mit dem Sprechimpuls (kortikale Steuerung) zur Stimmstellung. Die ↗Ausatmungsluft staut sich auf diese Weise unterhalb der ↗Glottis, es entsteht ein subglottischer Druck. Dadurch werden die Stimmlippen auseinandergedrückt, es entsteht der Primärton. Dieser wird in den Räumen des ↗Ansatzrohrs unterschiedlich resonatorisch verstärkt und verändert, zum hörbaren ↗Stimmklang.

**privat:** ↗öffentlich/privat.

**Probatio:** in der antiken ↗Rhetorik innerhalb der ↗Argumentation die Darlegung des eigenen Standpunkts.

**progrediente Kadenz:** schwebende ↗Melodieführung am Äußerungsende.

**progressive Muskelentspannung:** (progressive Muskelrelaxation) *(Jacobson)* Methode zur Entwicklung einer eutonischen Muskelspannung. Der Ansatz beruht auf dem Wechsel zwischen starker

Anspannung und anschließender Spannungslösung einzelner Muskelpartien, um eine Mittelspannung (↗Eutonie) wahrnehmen zu lernen. Voranschreitend (progressiv) wird von leichter beeinflussbaren Bereichen zu schwierigeren geübt. Die Körperspannung im Allgemeinen wird ebenso einbezogen wie die Muskulatur des Gesichts- und Artikulationsbereichs im Einzelnen. ↗Muskelentspannung.

**Prolepsis:** (Vorwegnahme) (1) rhetorisch: Vorwegnahme eines möglichen gegnerischen ↗Arguments in der eigenen ↗Rede (↗Einwandvorwegnahme). (2) stilistisch: Emotionsbetontes Voranstellen eines Ausdrucks im Satz (Ausdrucksstellung) entgegen der Satzgliedreihenfolge in sachlicher Rede (Eindrucksstellung, ↗Thema-Rhema-Gliederung). Bsp.: „Du selbst hast es ja gesagt!" Kontextbezogenes Sprechen. *(Braun)* (3) therapeutisch: ↗Koartikulationsstörung, Versprecher. Bei zusammengesetzten Wörtern z. B. Vorwegnahme des Anlauts des zweiten Teils in den Anlaut des ersten Wortteils (Bsp.: Wanderkarte – Kanderkarte). *(Franke)*

**Prolongation:** hier: Lautverlängerung, Lautdehnung. Merkmal von Störungen oder Veränderungen im Sprechfluss. Bewusst eingesetzt kann es als Mittel zum Spannungsaufbau beim Sprechen dienen.

**Prophylaxe:** vorbeugende Maßnahme. Wird im Zusammenhang mit der Belastung der ↗Stimme in sprechintensiven Berufen empfohlen. (↗Stimmprophylaxe).

**Propositio:** Darlegung des Sachverhalts oder ↗Narratio (Erzählung des Geschehens). In der antiken ↗Rhetorik zweiter Teil der ↗Rede neben ↗Exordium (Einleitung), ↗Argumentatio (Argumentation/Beweisführung) und der ↗Conclusio (Schlussfolgerung, Abschluss).

**Prosodem:** durch ↗Prosodie markierte syntaktische Einheiten des Sprechens.

**Prosodie:** Oberbegriff für segmentübergreifende Parameter der gesprochenen Sprache. Synonym verwendet mit dem Terminus

↗„Suprasegmentalia". Wird oft auch synonym zum Begriff ↗„Intonation" verwendet, der jedoch nicht so umfassend definiert ist. Markierung syntaktischer Einheiten (↗Prosodeme) und kontinuierlicher Einheiten mit expressiver kommunikativer Funktion (↗Expresseme). *(Heike)* Zur Kennzeichnung der prosodischen Mittel als Parameter des ↗Sprechausdrucks, also als sprecherische Gestaltungsmittel, wird der Terminus ↗Sprechausdrucksmittel genutzt. Damit verschiebt sich in der ↗Sprechwissenschaft der Fokus von den phonetischen Aspekten der Segmentierung zu personenbezogenen Parametern des Sprechens. *(Slembek)* Zu den Merkmalen der ↗Prosodie zählen ↗Sprechmelodie, ↗Lautstärke, ↗Dauer, ↗Sprechgeschwindigkeit, ↗Pausen, ↗Stimmqualität, ↗Rhythmus und ↗Sprechspannung. *(Hirschfeld/Stock)*

**prosodische Parameter:** Gestaltungsmittel des Sprechens, die zur Rhythmisierung und Markierung syntaktischer und expressiver Einheiten genutzt werden können. ↗Akzent. Grundsätzlich gilt die Regel, dass nur die Variation (Veränderung im Sprechprozess) der eingesetzten Mittel Merkmalscharakter besitzt. Im kommunikativen Prozess können prosodische Parameter eine strukturierende, syntaktische, kommunikative oder expressive Funktion haben.

**Protokoll:** schriftliche Dokumentation eines ↗Gesprächsverlaufs. Der Grad der Differenziertheit des Protokolls hängt von den Anforderungen der Beteiligten oder der Institution ab. Zu unterscheiden sind Ergebnis- und Beschlussprotokolle, Verlaufsprotokolle und wörtliche Protokolle.
   **Beschluss-:** nur die gefassten Beschlüsse werden notiert. Der ↗Gesprächsverlauf und die einzelnen Wortmeldungen bleiben unberücksichtigt.
   **Ergebnis-:** nur die Ergebnisse der Beratung der einzelnen Tagesordnungspunkte werden notiert. Der ↗Gesprächsverlauf und die einzelnen Wortmeldungen bleiben unberücksichtigt.
   **Verlaufs-:** in groben Zügen wird der Verlauf eines ↗Gesprächs/einer Sitzung notiert, einschließlich der entsprechenden Wortmeldungen.
   **–, wörtliches:** alles Gesagte wird vollständig notiert.

**Provokation:** Mittel der ↗taktischen Argumentation. ↗Manipulativer Versuch, das Gegenüber zu einer gewünschten Reaktion zu veranlassen.

**Proxemik:** ein Parameter des ↗Körperausdrucks/der ↗Körpersprache neben ↗Mimik, ↗Gestik und ↗Kinesik. Das körperliche Verhalten im Raum. Ein zentrales Mittel zur Herstellung von ↗Nähe und ↗Distanz im kommunikativen Prozess. Verringerung der Distanz (vorbeugen, Gestik in den Raum hinein) im Gesprächsverlauf kann ein Anzeichen eines folgenden Unterbrechungsversuchs sein. Vergrößerung der Distanz (zurücklehnen, Gestik aus dem Raum zurück an den Körper) kann ein Signal der Beendigung einer Äußerung sein (↗Rederechtabgabe).

# Q

**Qualität:** hier: ↗Klangfarbe. Ein Merkmal der ↗Vokale des Deutschen. Bezieht sich auf die Spannung und die ↗Mundöffnungsweite. Das Deutsche kennt enge gespannte und weite ungespannte Vokale. Bei letzteren ist die Mundöffnungsweite größer als bei engen gespannten Vokalen. Im Deutschen hängen Qualität und ↗Quantität (Dauer) eng zusammen. Enge Vokale sind in der Regel lang und weite Vokale kurz.

**Quantität:** hier: ein Merkmal der Vokale des Deutschen. Bezieht sich auf die Dauer der Vokale. Im Deutschen hängen ↗Qualität (↗Klangfarbe) und Quantität (Dauer) eng zusammen. Enge Vokale werden in der Regel lang und weite Vokale werden kurz gesprochen.

**Quorum:** ↗Beschlussfähigkeit.

# R

**Rabulistik:** Argumentieren in rechthaberischer, spitzfindiger Weise. Das Ziel ist nicht der transparente Austausch von ↗Argumenten zur Klärung eines Sachverhalts, sondern durch sprachliche Tricks den Anschein zu erwecken, Recht zu haben.

**Rachenraum:** (Pharynx) liegt hinter dem Mund und Nasenraum. Verbindung vom Nasenraum zum ↗Kehlkopf, vom Mundraum zur Speiseröhre. Über die Rachenringmuskulatur lässt sich der Raum erweitern oder verengen. Das hat Auswirkungen auf die ↗Resonanz der Töne. Je weiter (größer) der Raum ist, desto klangreicher wird die ↗Stimme.

**Randkantenverschiebung:** mit Hilfe der ↗Stroboskopie deutlich erkennbare Eigenbewegung der Schleimhaut gegenüber dem Stimmmuskel während der ↗Phonation.

**Range:** Tonhöhenumfang. Intervall des Gesprochenen vom höchsten zum tiefsten Ton ($F_0$-Range). Kann auch genutzt werden für die ↗Lautstärke: Differenz vom lautesten zum leisesten Ton.

**Rapport:** zentraler Ansatz im Konzept des ↗Neurolinguistischen Programmierens (NLP). Entwicklung eines guten Kontaktes im ↗Gespräch, eines harmonischen Verhältnisses unter den Beteiligten insbesondere durch ↗Pacing (Anpassung). Über diese Ebene wird eine ↗verbale, ↗paraverbale (stimmlich-sprecherische) und ↗extraverbale (körperlicher Ausdruck) Unterstützung und Entwicklung (↗Leading) möglich.

**Rauigkeit:** Parameter eines Stimmtests (↗RBH-System).

**Räuspern:** lockeres, leichtes Zusammenschlagen der ↗Stimmbänder, um Sekret abzutransportieren (kleiner Hustenstoß).

**Räusperzwang:** häufiges Räuspern, oft ohne organische Bedingtheit. Kann Ausdruck von Nervosität oder ↗Sprechängstlichkeit sein. Oftmals in Verbindung mit hyperkinetischer ↗Dysphonie. Kann bei längerer Dauer stimmschädigend wirken.

**RBH-System:** *(Anders)* Testverfahren zur Beurteilung der physiologischen Funktion der ↗Stimme: die Parameter sind ↗Rauigkeit, ↗Behauchtheit und ↗Heiserkeit.

**Rede(n):** längere zusammenhängende Äußerung vor einem Publikum ohne ↗Sprecherwechsel. Dennoch virtuell dialogischer Prozess *(Geißner)* einerseits, weil ↗Feedbacksignale über die ↗verbale (Zwischenrufe) und ↗paraverbale Ebene (zischen, pfeifen) und über die ↗extraverbale Ebene (klatschen, klopfen, Kopfschütteln, aufstehen, weggehen etc.) möglich sind. Andererseits, weil sowohl über ↗Perspektivwechsel und ↗Einwandvorwegnahme als auch eine zielgruppenspezifische Auswahl der Beispiele und eine hörergruppenorientierte Ansprechhaltung in der Redevorbereitung eine dialogische Situation bestimmend ist. Die Rede muss sich an den kognitiven Voraussetzungen der Zuhörenden orientieren, um ihnen Mitdenken und Mithandeln zu ermöglichen. Auch wenn ein Wissensgefälle existiert, besteht der Anspruch einer weitgehend ↗symmetrischen

Kommunikationskultur. Transformationsprozesse, die den dargestellten Redecharakter verändern, entstehen durch die ↗sekundäre Oralität.

**-absicht:** (1) Ziel, das mit einer Rede verbunden wird. Grundsätzlich lassen sich unter diesem Aspekt ↗informierende (↗Sachrede) und ↗aktivierende Reden (↗Meinungs- und Überzeugungsrede) unterscheiden. Bezugsgröße ist die kommunikative Funktion der Rede. (2) Eine Person hat in einer kommunikativen Situation die Absicht, sich demnächst zu äußern.

**-angst:** ↗Sprechangst.

**Anlass-:** (Gelegenheitsrede) im Vordergrund steht der Anlass (Gedenken, Ehrung von Persönlichkeiten, Jubiläen). Es bestehen wenig formale Kriterien. Die Anlassrede ist stark situationsbezogen.

**-arten:** Klassifizierungskriterien: Absicht, Anlass, Art der Vorbereitung. Nach dem Redeziel lassen sich vorwiegend ↗informierende (↗Sachvortrag) und vorwiegend ↗aktivierende (↗Meinungs-/Überzeugungsrede) Reden unterscheiden. Steht ein bestimmtes Ereignis im Vordergrund, ein Gedenken oder eine Würdigung, spricht man von ↗Anlassreden. Bezüglich der Art der Vorbereitung werden ↗freie Reden und ↗Manuskriptreden unterschieden.

**-figuren:** Sprachstilmittel. Spezielle festgelegte sprachliche Strukturen werden genutzt, um die ↗Eloquenz der Rede zu erhöhen. Die sprachlichen Grundstrukturen werden mitunter auch verändert. Es gibt Wortfiguren, Satzfiguren und Gedankenfiguren.

**-fluss:** (Sprechablauf) kontinuierliche, in der Zeit verlaufende, ↗koartikulatorisch geprägte ↗Äußerung.

**-fluss-Störungen:** Unregelmäßigkeiten des kontinuierlichen Sprechablaufs, insbesondere des ↗temporalen Verlaufs (↗Dysarthrie, ↗Poltern, ↗Stottern).

**–, freie:** kann völlig ohne schriftliche Unterlagen gehalten werden. Meist jedoch dient ein ↗Stichwortzettel der gedanklichen Unterstützung. In der freien Rede verlaufen Denken und Sprechen parallel (↗Denk-Sprech-Prozess). Die sprachliche Unmittelbarkeit ermöglicht auch ein Eingehen auf Hörerreaktionen.

**-freiheit:** Recht auf Schutz vor Verfolgung oder Bestrafung auf Grund einer ↗Rede. Durch die Europäische Menschenrechts-

kommission ist das Recht auf freie Meinungsäußerung garantiert. Ebenso im Artikel 5 des Grundgesetzes der Bundesrepublik Deutschland, sofern die Ausübung des Rechts auf freie Meinungsäußerung nicht gegen andere grundgesetzlichen Rechte verstößt. *(Hoppmann)*
**-gattung:** in der antiken ↗Rhetorik von *Aristoteles* ausgehend Einteilung der Redegattungen (genera causarum) in ↗gerichtliche, politisch-beratende und der Unterhaltung dienende Reden, wobei den ersten beiden deutlich mehr Bedeutung zugemessen wurde als letzterer. *(Engels)*
**Gelegenheits-:** ↗Anlassrede.
**Gerichts-:** eine der ↗Redegattungen der antiken Rhetorik. Redegegenstand sind rechtliche Fragestellungen.
**-gliederung:** (partes orationes) nach *Aristoteles* Aufteilung in Eingang (↗exordium), Darlegung des Sachverhalts (↗propositio) bzw. Erzählung des Geschehens (↗narratio), ↗Argumentation/Beweisführung (↗argumentatio), nochmals aufgeteilt in die Darstellung des eigenen Standpunkts (↗probatio) und die Widerlegung des gegnerischen Standpunkts (↗refutatio) und schließlich den Redeschluss (↗peroratio, ↗conclusio). Diese strenge Aufteilung war jedoch ausschließlich für die juristische Rede zwingend. Ansonsten waren Variationen denkbar. *(Engels)*
**Informations-:** dominantes Ziel ist die Weitergabe von Informationen/Wissen an einen Hörerkreis. Die Informationsrede bezieht sich also in erster Linie auf die ↗Sachebene *(Schulz von Thun)*, die ↗Darstellungsfunktion der Sprache *(Bühler)*. Wichtigste Voraussetzung für die angestrebte Wirkung ist die Exklusivität der Informationen. Wie im ↗Kommunikationsmodell des ↗Nachrichtenquadrats von *Schulz von Thun* dargestellt, sind der ↗Appell-, der ↗Beziehungs- und der ↗Selbstoffenbarungsaspekt ebenfalls mit wirksam, jedoch nicht dominant. Eine klare Gliederung, hörerangepasste Sprache, zielgruppenspezifisch ausgewählte Beispiele und eine textadäquate Sprechweise unterstützen das ↗Hörverstehen und führen im Zusammenspiel mit der sukzessiven Entwicklung des Inhalts zur intendierten Wirkung.
**-kunst:** ↗Rhetorik.

**-manuskript:** ausgearbeitete, schriftliche Form einer nachfolgend zu verlesenden Rede. Unabhängig von der ↗medialen Schriftlichkeit ist es für das ↗Hörverstehen, für die Wirksamkeit der Rede wichtig, dass sie unter den Aspekten ↗konzeptioneller Mündlichkeit erarbeitet wird (z. B. wenig Nominalisierungen, kaum Rahmenbildungen, explizites Benennen von Gliederungspunkten, Einsatz von Operatoren und Verknüpfungen). Die detaillierte Ausarbeitung sichert sprachliche Formulierungen ab (politische Ebene) und ermöglicht Prägnanz und wissenschaftliche Abstraktion. Interaktive Reaktionen sind nur bedingt möglich.
**Manuskript-:** öffentliches Sprechen an Hand eines ausgearbeiteten ↗Manuskripts. Ungeachtet dieser vorgeformten Sprache ist es wichtig, hörerorientiert zu reden. Das heißt insbesondere, die ↗Sprechausdrucksmerkmale situationsangemessen einzusetzen (z. B. ↗Lautstärke, ↗Sprechtempo, ↗Pausen, ↗Blickkontakt). Um auch mit einer Manuskriptrede hörerwirksam sprechen zu können, ist die ↗konzeptionelle Mündlichkeit des Manuskripts von entscheidender Bedeutung.
**Meinungs-:** (Überzeugungsrede) aktivierende Rede. Ziel ist es, den Hörerkreis zu aktivieren. Das wird z. B. möglich, indem durch die Darstellung der eigenen Position der Hörerkreis angeregt wird, Einstellungen, Denkweisen, Überzeugungen, Meinungen oder Haltungen zu überprüfen. Damit ist die ↗Intention verbunden, mit ↗Argumenten zum Handeln zu aktivieren.
**-planung:** Vorbereitung auf den konkreten Redevollzug. Die Planung beginnt mit Klärung des Ziels, das erreicht werden soll (↗Zwecksatz). Der Redevollzug dagegen beginnt mit dem situativen Einstieg (↗Fünfsatz). ↗Kommunikationsabsicht, ↗kommunikative Situation und Zielgruppe sind die bestimmenden Aspekte bei der Redeplanung.
**-pyramide:** *(Pabst-Weinschenk)* didaktisches Synopse-Modell. Es zeigt die Elementarprozesse (↗Atmung, ↗Lautbildung, ↗Stimmgebung) in ihrem Zusammenhang mit intentional-strukturalen und persönlichen Aspekten in konkreten ↗Kommunikationssituationen. Die Pyramide zeigt drei Seiten: die rhetorische Oberfläche (Form, ↗Präsentation), die rhetorische Tiefenstruktur (Inhaltskonzept) und die Seite der Rednerpersönlichkeit.

**-recht:** (1) in Deutschland grundgesetzlich geschütztes Recht auf freie Meinungsäußerung (Artikel 5 GG). (2) Terminus der ↗Gesprächsanalyse. Das Recht aller Gesprächsbeteiligten, einen Gesprächsinhalt zu äußern. Entscheidend in diesem Zusammengang ist die Frage nach der Organisation des Sprecherwechsels (↗Turn-Taking), also dem Rollenwechsel von Sprechenden und Hörenden. *Kotthoff* unterscheidet zwischen Rederecht haben (having the floor) und reden (having the turn).
**-rechtübergabesignal:** Parameter auf allen sprachlichen Ebenen (↗verbal, ↗paraverbal, ↗extraverbal) können eingesetzt werden, um dem Gegenüber zu signalisieren, das Rederecht abgeben zu wollen. Das Ende der ↗Äußerung kann verbal angekündigt werden, oft verbunden mit paraverbalen Signalen wie fallender ↗Kadenz, Verringerung von ↗Lautstärke und ↗Sprechtempo, absinkender ↗Sprechspannung. Körperliche Anzeichen wie Zurücklehnen und Zurücknahme der ↗Gestik können unterstützend wirken.
**-rechtübergabestelle:** (transition relevance place) im ↗Redefluss eines Sprechenden durch ↗Rederechtübergabesignale erkennbar markierte Stelle.
**-rechtübernahme:** (Turn-Taking) durch ↗Fremdwahl erhaltenes oder durch ↗Selbstwahl ergriffenes Recht auf Weitersprechen.
**-rechtweiterführende Signale:** auf allen sprachlichen Ebenen das Vermeiden von ↗Rederechtübergabesignalen.
**-schreiber:** (Ghostwriter) formulieren ↗Redemanuskripte, ohne selbst als originale Quelle bekannt zu sein. Insbesondere Personen, die sehr oft in der Öffentlichkeit sprechen müssen, nutzen diese Unterstützung. Ein gutes Fremd-↗Manuskript ist im Duktus der Sprechenden formuliert.
**-sprache:** ist bestimmt von der Tatsache, dass der Inhalt beim einmaligen Hören verstanden werden muss. ↗Konzeptionelle Mündlichkeit ist charakterisiert durch direkte Ansprache des Hörerkreises, sprachliche Mündlichkeitsstrukturen (z. B. wenig Nominalisierungen, kaum Rahmenbildungen, explizites Benennen von Gliederungspunkten, Einsatz von Operatoren und Verknüpfungen), Aufnehmen von ↗Feedback. Weiterhin sind Anschaulichkeit und angemessene ↗Redundanz Charakteristika

der Redesprache (↗Verständlichkeitskonzept von *Langer/Schulz von Thun/Tausch)*. Die Wirkung der Äußerung kann nachdrücklich unterstützt werden durch stimmlich-sprecherische und körperliche Ausdrucksmittel (↗Sprechausdrucksmittel, ↗Körperausdruck/ Körpersprache).

**Stegreif-:** zählt zu den ↗Anlassreden. Es handelt sich um ein Sprechen ohne konkrete Vorbereitung, situational improvisierend. Eine schnelle gedankliche Strukturierung (↗Fünfsatz) ist hilfreich.

**-teile:** die einfachste Aufteilung besteht in ↗Einleitung, ↗Hauptteil und ↗Schluss, wobei der Hauptteil sich in weitere Teilaspekte untergliedern lässt. Aus der Antike von *Aristoteles* speziell für die ↗Gerichtsrede überliefert (↗Redegliederung: partes orationes) ist die Gliederung in Eingang (↗exordium), Darlegung des Sachverhalts (↗propositio) bzw. Erzählung des Geschehens (↗narratio), ↗Argumentation/Beweisführung (↗argumentatio), nochmals aufgeteilt in die Darstellung des eigenen Standpunkts (↗probatio) und die Widerlegung des gegnerischen Standpunkts (↗refutatio) und schließlich den Redeschluss (↗peroratio, ↗conclusio). Im Konzept des ↗Fünfsatzes Aufteilung in den situativen Einstieg, die dreigliedrige ↗Argumentation und schließlich den ↗Zwecksatz.

**Überzeugungs-:** ↗Meinungsrede.

**-vorbereitung:** Ausarbeitung eines ↗Manuskripts (↗Manuskriptrede) oder eines ↗Stichwortzettels (↗freie Rede), gemäß des Redeanlasses bzw. des Redeziels.

**-zeit:** situational adäquate oder institutionell zugemessene Dauer einer zusammenhängenden ↗Äußerung ohne ↗Sprecherwechsel.

**Redner:** (Orator) seit der Antike Vortragender einer ↗Rede und gleichzeitig Anwender (artifex) der ↗Redekunst (ars) im Sinne einer systematisch ausgeführten Kunstlehre. Produzent eines rhetorischen Opus. Der Redner in der Antike sollte ein vir bonus sein, ein Mensch von ethisch-moralischer Tugendhaftigkeit. Die rednerische Ausbildung wurde verstanden als Prozess der individuellen Erziehung. *(Robling)* Zentral bis in die heutige Zeit ist der Anspruch, dass der Hörerkreis

sowohl intellektuell als auch emotional angesprochen werden muss, um die gewünschte Wirkung zu erzielen.
 -**liste:** in einem Gespräch mit mehreren Beteiligten notiert die ↗Gesprächsleitung die Wünsche zur Wortmeldung und vergibt anschließend das ↗Rederecht in dieser Reihenfolge.

**Reduktion:** Verringerung, Verkürzung. ↗Koartikulatorisch und situational bedingte Erscheinungen beim Sprechen, die von Annäherungen der ↗Artikulationsstelle unterschiedlicher ↗Laute bis zu ↗Elisionen (Wegfall) von Lauten führen können (↗Koartikulation). Je höher das ↗Sprechtempo und je weniger förmlich die ↗Sprechsituation ist, desto häufiger treten Elisionen auf.

**Redundanz:** (Weitschweifigkeit) Redeanteile, die über die bloße Inhaltsübermittlung hinausgehen. Typisches Merkmal mündlicher Kommunikation, um das ↗Hörverstehen zu erleichtern. Wiederholungen, Verweise auf bereits Gesagtes, Benennung von Gliederungspunkten, Erklärung von Fremdwörtern und Ausschmückungen des Gesagten sind charakteristische Merkmale.
 –, **nützliche:** die sprachlich-sprecherische Gestaltung der Äußerung unterstützt das ↗Hörverstehen.
 –, **hinderliche:** die Ergänzungen sind so umfangreich, dass das ↗Hörverstehen der Kernaussage erschwert wird.

**Referat:** spezifische Form der ↗informierenden Rede. Typische Beispiele sind der ↗Lehrvortrag, der ↗Seminarbeitrag, die ↗Präsentationen von Arbeitsergebnissen. Zwischen Referierenden und Hörerkreis besteht zu dem spezifischen Thema ein Wissensgefälle.

**referieren:** zusammenfassende Wiedergabe des Inhalts einer Textvorlage, eines ↗Referats oder einer Veranstaltung mit eigenen Worten unter Angabe der Quelle.

**Reframing:** Element des Konzepts des ↗Neurolinguistischen Programmierens (NLP) neben ↗Rapport (Wechselbeziehung/harmonisches Verhältnis), ↗Pacing (Anpassung) und Leading (Führen). Der Versuch, ein vorhandenes Problem in einen neuen Rahmen zu setzen, um analytische Distanz zu ermöglichen oder eine neue Perspektive einnehmen zu können und damit die eigenen Ressourcen zu mobilisieren.

**Refutatio:** in der antiken ↗Rhetorik Widerlegung des gegnerischen Standpunkts.

**Regiolekt:** (Umgangssprache) regionale Aussprache der Schriftsprache auf Basis der ↗Dialektlautung. Vollvarietät mit großregionaler Verbreitung. *(Schmidt)*

**Registerhypothese:** ↗Code switching.

**Register:** Veränderung der ↗Klangfarbe der Stimme durch Ausnutzung unterschiedlicher Resonanzräume: ↗Brustregister (Bruststimme, Vollregister), ↗Mittelregister und ↗Kopfstimme (Falsett, Fistelstimme). *(Franke)*

**Regulators:** (Regulatoren) *(Ekman/Friesen)* funktionale Klasse von ↗körperlichen (gestischen) Bewegungen, welche einerseits die ↗verbale Äußerung sequenzieren und andererseits das Zusammenwirken der Gesprächsbeteiligten, insbesondere das ↗Turn-Taking, regulieren und synchronisieren.

**Reibelaute:** ↗Frikative.

**Reim:** in der Lyrik genutztes Mittel von wiederkehrenden gleichen Klangmustern. Sie können am Versanfang (Anfangsreim), innerhalb von ↗Versen (Binnenreim) oder am Ende stehen (Endreim).

**Relevanzgraduierung:** *(Kotthoff)* Begriff aus der Gesprächsforschung. Betont die Tatsache, dass Ursachen für ein bestimmtes Gesprächsverhalten immer multifaktoriell zu betrachten sind und nicht nur nach einem Merkmal (z. B. ↗gender) exponiert werden darf.

**Repetitio:** (Wiederholung) als rhetorisch-stilistisches Mittel handelt es sich um die intentionale Wiederholung von Wörtern oder ganzen Satzteilen.

**Resonanz:** Aktivierung eines schwingungsfähigen Mediums durch eine andere Schwingung. Bezogen auf den ↗Stimmklang: Der von den ↗Stimmlippen in Schwingungen versetzte ↗Ausatmungsstrom ruft im ↗Ansatzrohr Mitschwingungen hervor. Je nach Gestalt des Ansatzrohres werden einige Teiltöne verstärkt, andere gedämpft.
 **-raum:** ↗Mund-, Nasen- und ↗Rachenraum werden während der ↗Stimmgebung und ↗Artikulation unterschiedlich geformt. Das führt zu unterschiedlichen Resonanzverhältnissen und damit zu variierendem ↗Stimmklang.

**Respiration:** ↗Atmung.

**Rezipienzsignale:** Zuhörsignale. Sie können auf ↗verbal-paraverbaler Ebene gesendet werden (z. B. hm, ach, so,) oder auch über die ↗extraverbale Ebene (↗Blickkontakt, Lächeln, Kopfnicken etc.). Es handelt sich also um interaktionale Reaktionen beim Zuhören, die primär das ↗Rederecht nicht bedrohen (neutrale ↗Interventionen), sondern die Sprechenden zum Weiterreden ermutigen. Rezipienzsignale können jedoch durch Expansion das ↗Rederecht bedrohen.

**Rezitation:** sprechkünstlerische Gestaltung von Lyrik. Im Dreischritt von ↗zitieren, ↗deklamieren und rezitieren. Rezitieren bedeutet ein text- und situationsadäquates Gestalten mit Hilfe von ↗Sprechausdrucksmitteln. Seit einiger Zeit hat sich die Bezeichnung „Interpretierendes Textsprechen" durchgesetzt, um die kommunikativen Aspekte des sprechkünstlerischen Ausdrucks zu betonen und um die stilistische Breite künstlerischer Textvorlagen zu berücksichtigen.

**Rhema:** neues Element in einer Äußerung, welches das eingeführte Thema fortführt bzw. erweitert. Wird mit Hilfe von ↗Sprechausdrucksmitteln hervorgehoben (↗Akzent), da es den Mitteilungsschwerpunkt bildet. *(Glück)*

**Rhetorik:** umfasst traditionell seit der Antike zwei komplementäre Bereiche: die Theorie der Rhetorik (Redelehre, ↗Redekunst: ars rhetorica/rhetorica docens) und die Anwendung (↗Beredsamkeit/ eloquentia). *(Kalivoda/Zinsmaier)* Diese Doppelbedeutung hat sich bis in die heutige Zeit fortgesetzt: Rhetorik als Theorie der ↗rhetorischen Kommunikation und als Bezeichnung für das praktische Kommunikationsverhalten. In der modernen Rhetorik werden allerdings immer ↗Rede und ↗Gespräch subsumiert, während sich die Rhetorik der Antike nur auf die Rede bezog.

**Gesprächs-:** dialogische kommunikative Prozesse und deren Analyse. ↗Gespräch.

**–, kooperative:** *(Bartsch)* zentrale Aspekte sind das gemeinschaftliche Handeln für ein abgestimmtes Ziel und als Voraussetzung dafür eine ↗symmetrische, zumindest ↗komplementäre Kommunikationssituation. In diesem Konzept sind weiterhin einerseits der konsequente Hörerbezug und andererseits der ↗Perspektivwechsel zentrale Parameter. *(Pabst-Weinschenk)*

**Medien-:** ↗Kommunikation.

**Rede-:** virtuell dialogische kommunikative Prozesse und deren Analyse. ↗Rede.

**Rhetorische Kommunikation:** ↗Kommunikation.

**Rhetorizität:** Spannung zwischen Inhalten (Was) und der jeweiligen Darstellungsperformanz (Wie). (1) Rhetorische Beschaffenheit von Texten. Nachweis von spezifischen Verfahren und Elementen der ↗Rhetorik. (2) Beeinflussung von kulturellen Phänomenen durch das Regelwerk der Kommunikationslehre. (3) Eigenschaft von natürlichen Sprachen. *(Ostheeren)*

**Rhinolalie:** Nasalitätsstörung bei der Sprachlautbildung. Der Grad des nasalen Anteils liegt nicht im Normbereich. Die Ursachen können organischer Natur oder funktionell bedingt sein. Eine Form der ↗Dyslalie.

**– aperta:** offenes Näseln. Insbesondere bei den ↗Verschlusslauten [b, d, g, p, t, k] wird der Nasenraum ungenügend verschlossen, so

dass ein nasaler Beiklang entsteht, weil im ↗Mundraum kein ausreichender Druck für die Sprengung des Verschlusses hervorgerufen werden kann.
– **clausa:** geschlossenes Näseln. Der Nasenraum ist nicht ausreichend geöffnet, so dass es insbesondere den ↗Nasalen [m, n, ŋ] aber auch den ↗Vokalen an Nasenresonanz, Nasalität fehlt. Der Klang der Nasale nähert sich dem Klang der stimmhaften ↗Frikative.

**Rhinophonie:** Nasalitätsstörung bezüglich des ↗Stimmklangs. Die Stimmklangveränderung begleitet immer auch die ↗Rhinolalie. Das Sprechen klingt dumpf und verwaschen. Es bestehen sowohl organische als auch funktionale Ursachen. Offenes und geschlossenes Näseln können auch gemeinsam auftreten (Rhinophonia mixta).
– **aperta:** offenes Näseln. Der Nasenraum ist ungenügend verschlossen so dass das gesamte Sprechen einen nasalen Beiklang erhält, wodurch die Verständlichkeit beeinträchtigt wird.
– **clausa:** geschlossenes Näseln. Die fehlende Nasenresonanz verändert das gesamte Resonanzspektrum des Sprechens.

**Rhotazismus:** fehlerhafte Bildung des r-Lautes. Seltenere Form der ↗Dyslalie. Kann insbesondere dann die Verständlichkeit beeinträchtigen, wenn das fehlerhafte r einem anderen Laut ähnelt (z. B. [h]).

**Rhythmus:** gleichmäßige Wiederkehr erkennbarer Elementgruppen (rhythmische Gruppen, ↗prosodische Muster), Ordnung im Verlauf von Texten. (*Trier*) Sinnlich wahrnehmbare Vorgänge. (*Saran*) Zentraler Terminus im Bereich der Linguistik, der ↗Ästhetischen Kommunikation, der Musik, aber auch der Lebens- und Naturwissenschaften. Gliederungsprinzip. (*Schmude*) Die auch sprecherisch hervorgehobenen betonten Silben des ↗Metrums werden als Rhythmus der Dichtung bezeichnet. Auch Prosakunstwerke besitzen einen inneren Rhythmus.
**Sprech-:** wiederkehrende ↗prosodische Einheiten. Sinnlich wahrnehmbare Vorgänge des Sprechens. Gestaltungsmittel sind die

↗Sprechausdrucksmittel, insbesondere getragen von ↗Atembögen, ↗Pausen und ↗Betonungen.

**Richtigkeitsbreite:** *(Wittsack)* Terminus aus der ↗Ästhetischen Kommunikation, zentrale Frage beim interpretierenden Textsprechen (↗Rezitation). Textinterpretationen in der mündlichen Performanz werden immer Annäherungen an die Dichtung sein, in Abhängigkeit von der historischen Distanz *(Geißner)* zwischen der Entstehungszeit und der Vortragszeit, der konkreten Hörsituation und den individuellen Fähigkeiten, also der künstlerischen Begabung. Diesen Spielraum benennt der Terminus Richtigkeitsbreite. *(Haase)*

**Ringknorpel:** liegt direkt auf dem oberen Rand der Luftröhre und bildet die Basis des ↗Kehlkopfs. Auf der hinteren breiteren Ringseite befinden sich die ↗Aryknorpel, an denen die ↗Stimmlippen befestigt sind.

**Rolle(n):** in kommunikativen Situationen Erwartungs- und Verhaltensmuster. Können institutionalisiert festgeschrieben sein (z. B. Vorgesetzte), interaktional ausgehandelt (Selbstinszenierungen in ↗Gesprächen) oder im ↗Konsens zugewiesen werden (↗Gesprächsleitung). Sprechrollen sind stets Sozialrollen. *(Geißner)* Die jeweilige kommunikative Ausgestaltung der Rollen (Verhaltensmuster) entwickelt sich in der Balance zwischen den sozialen Erwartungshaltungen an die Rolle und der individuellen ↗Performanz.

-**erwartung:** normativ ↗präskriptive Vorannahmen zur kommunikativen Ausgestaltung einer sozialen Sprechrolle.

-**konflikt:** Diskrepanz zwischen einer Rollenerwartung (Bsp.: …"als Lehrerin solltest Du Deine erkältete Stimme schonen") und einer notwendigen anderen Rollengestaltung, die sich aus einer konkreten Kommunikationssituation ergibt (Bsp.: „…aber um das Praktikum nicht zu gefährden, musst Du die Einführungsrede sprechen.").

-**modell:** (Role Model) Identifikationsfigur. Richtungsweisendes Vorbild (oft idealisiert) in einer speziellen sozialen Rolle für das Entwickeln der eigenen Rolle.

**Rückkopplung:** (1) im kybernetischen ↗Kommunikationsmodell Bezeichnung für Rückmeldungsprozesse aller Informationsebenen. (2) technisch-akustisch: ein Schallempfänger (z. B. ein Mikrophon) nimmt einen Teil des Ausgangssignal wieder auf, so dass ein Interferenzphänomen (Überlagerung) entsteht (z. B. wenn das Mikrophon zu nah an einem eingeschalteten Lautsprecher steht und ein lautes Pfeifen ertönt).

**Rückstellkräfte:** Bewegungen, die nach Öffnung und Schwingung der ↗Stimmlippen zum anschließenden schnellen Schließen der ↗Glottis führen. Dazu zählen die Muskelspannung, mit der die Stimmlippen zusammengeführt werden (↗Adduktion), das Ansaugen der unteren Teile der Stimmlippen durch den ↗Bernoulli-Effekt und durch die Elastizität der Muskulatur insgesamt, die an der Stimmerzeugung beteiligt ist.

**Rückverlagerung:** in der ↗Lautbildung werden ↗Artikulationsstellen genutzt, die weiter hinten am Gaumen liegen, als es für die normgerechte ↗Artikulation angezeigt wäre. Die Laute verlieren dadurch einen Teil ihrer Abstrahlkraft. Für die ↗Stimmerzeugung bleibt der vordere Teil des Mundraumes als Resonanzraum ungenutzt. Oft einhergehend mit einer Verengung des ↗Ansatzrohres. Die ↗Stimme klingt gedrückt und weniger ↗resonanzreich.

# S

**Sachebene:** im ↗Kommunikationsmodell von *Schulz von Thun* eine von vier Seiten einer Nachricht (einer ↗Äußerung) neben ↗Beziehungsebene, ↗Appellebene und ↗Selbstoffenbarungsebene. Es handelt sich also um eine Erweiterung des ↗Kommunikationsmodells von *Watzlawick,* das nur Sachebene und Beziehungsebene beinhaltet. Auf der Sachebene werden neue Informationen übermittelt, wird die Verständnissicherung ermöglicht, ein gemeinsamer Wissensstand und eine Verständigung über die Themen hergestellt, die man miteinander bearbeiten möchte. Obwohl während eines ↗Kommunikationsprozesses diese Seite dominant sein kann, spielen die anderen drei Seiten immer auch eine Rolle: wie und mit welcher Dringlichkeit etwas gesagt wird und mit welcher Haltung gegenüber den Beteiligten. Für eine gelingende ↗Kommunikation ist es wichtig, dass die Äußerung so formuliert wird, dass das Gegenüber es auch in der intendierten Weise aufnehmen kann.

**Sachgespräch:** im Vordergrund steht der Sachbezug, die Themenbearbeitung bzw. die Klärung eines Sachverhalts. (↗Informationsgespräch, ↗Klärungsgespräch). Eine gute Atmosphäre auf der ↗Beziehungsebene unterstützt dieses Gesprächsziel.

**Sachreferat:** spezifische Form der ↗informierenden Rede. Insbesondere in akademischen Lehr- und Lernsituationen (↗Seminare) gebräuchlich.

**Sachvortrag:** hat das Ziel zu informieren, Wissen zu vermitteln (↗Vorlesung, ↗Lehrvortrag), Arbeitsergebnisse auszutauschen. Spezifische Form der ↗informierenden Rede.

**Satz:** Einheit der Schriftsprache, aus einem oder mehreren Wörtern bestehend. Grammatisch-syntaktische Kategorie. ↗Prosodische Figur.
  -**akzent:** die in einem Satz am stärksten hervorgehobene Silbe. Die unterschiedlichen ↗Akzentarten können genutzt werden, dominant ist der ↗dynamische Akzent (↗Atemdruck, ↗Lautstärke). Mit dem Satzakzent wird die Sprechintentionalität zum Ausdruck gebracht.
  -**intonation:** Gestaltung der ↗Sprechmelodie im zeitlichen Verlauf eines gesprochenen Satzes. Semantischen Charakter besitzen die ↗Kadenzen, die Bewegungsrichtungen am Satzende nach der letzten betonten Silbe.
  -**melodie:** ↗Melodie. ↗melodischer Akzent.
  -**vervollständigungen:** Terminus aus der linguistischen Gesprächsanalyse. Gesprächsbeteiligte nutzen die Gelegenheit, vorzeitig das ↗Rederecht zu erobern, indem sie das Satzende selbst formulieren, wenn sich das erwartete Ende des Satzes verzögert.

**Schall:** in der Luft sich ausbreitende wellenförmige Schwingungen, die zu einem Höreindruck führen können. *(Braak)*
  -**druck:** der durch die Schallschwingungen hervorgerufene Druck. Hier: Ausbreitung der Schallwellen durch die Schwingungen der ↗Stimmlippen.
  -**form:** rhythmisch-klangliche Eigenschaften der ↗Sprache. *(Braak)* ↗Auditiv wahrnehmbare sprecherische Gestaltung eines (künstlerischen) Textes. ↗Sprechausdrucksmittel. ↗Sprechsprachliche Textinterpretation.

**-stärke:** die Wahrnehmung der Schallstärke durch das menschliche Ohr hängt von der ↗Lautstärke und der ↗Frequenz des Tones ab.

**Schetismus:** Fehlbildungen des [ʃ]. Oft in Verbindung mit ↗Sigmatismen.

**Schildknorpel:** größter Knorpel des ↗Kehlkopfs. Er sitzt auf dem ↗Ringknorpel und ist kippbar mit diesem verbunden. Die ↗Stimmlippen sind innen in der senkrechten Mittelnaht des Schildes befestigt, so dass sie sich spannen, wenn der Schildknorpel nach vorn gekippt wird.

**Schlüsselqualifikation:** erworbene Kompetenzen über das berufsbezogene Fachwissen hinaus. Ganz wesentlich sind neben der Fachkompetenz insbesondere soziale, kommunikative und Handlungskompetenzen. Gemeint sind Fähigkeiten wie Teambildungsprozesse zu moderieren, ↗Gespräche zu leiten, Arbeitsergebnisse zu präsentieren, ↗Konfliktlösungen zu entwickeln oder Interaktionszusammenhänge zu erkennen. Ganz allgemein spielen kommunikative Kompetenzen als eine der Schlüsselqualifikationen in Lehr- und Lernsituationen und beruflichen Kontexten eine zentrale Rolle.

**Schlüsselwörter:** zentrale Wörter für einen Vorgang oder eine Handlung, also auch für eine ↗Sprechhandlung. Sie bündeln wesentliche Gedanken. Bei einer Rede sind sie die Ausgangspunkte für die Entfaltung der rhetorischen ↗Performanz (Stichworte des ↗Stichwortzettels).

**Schlussfolgerung:** ↗Konklusion. ↗Argumentation.

**Schlussregel:** Übergang von der ↗Prämisse zur ↗Konklusion. Die Schlussregel stellt in der ↗Argumentation den Zusammenhang zwischen ↗These und ↗Argumenten her.

**Schmerzschwelle:** (hören) Frequenzschwellen. Schwelle, bei der die Intensität des akustischen Signals eine Schmerzempfindung verursacht (um 130 dB).

**Schonstimme:** ↗Stimme.

**schriftlich:** ↗schriftliche Kommunikation.

**Schwa-Laut:** (Murmelvokal, reduziertes -e [ə]) tritt vorwiegend in Präfixen und in Suffixen auf (z. B. be-, ge-, -e, -el, -em, -en). Er kommt nicht in Stammsilben vor und kann keinen ↗Akzent tragen. Der Schwa-Laut ist ein wichtiges Element des ↗Sprechrhythmus, da das Vorhandensein oder Fehlen über die Anzahl der Silben entscheidet. ↗Reduktion.

**Schwellton:** Stimmtest zur Prüfung der stimmlichen Dynamik: allmähliches Lauter- und Leiserwerden der Stimme auf einem bestimmten Ton. *(Franke)*

**Schwinglaute:** ↗Vibranten.

**Segment:** eine bestimmte zu definierende Einheit, ein Abschnitt eines größeren Ganzen (z. B. ein ↗Phon, ein Wort oder ein Satz).

**segmental:** auf eine bestimmte Segmentstruktur bezogen.

**Segmentierung:** Zerlegung einer sprachlichen Äußerung bis in ihre kleinste Einheit: das ↗Phon.

**segmentinhärent:** eine linguistische bzw. eine ↗phonetische Eigenschaft eines bestimmten Segments.

**segmentübergreifend:** (suprasegmental) sprachliche oder ↗phonetische Erscheinungen, die über mehrere kleine Segmente hinweg wirksam sind und diese verbinden (z. B. ↗Satzmelodie).

**Seitengespräch:** ein ↗Gespräch zwischen einzelnen Beteiligten einer größeren Gesprächsgruppe, während das eigentliche Gruppenthema von anderen noch bearbeitet wird.

**Selbstbild:** (Selbstwahrnehmung) Vorstellung einer Person von sich selbst. Sowohl in der gesamten Komplexität der Persönlichkeit als auch in Bezug auf einzelne Kompetenzen (z. B. kommunikative oder didaktische Fähigkeiten und Wirkungen). Gegensatz: ↗Fremdbild.

**Selbsteinschätzung:** erworbene Fähigkeit einer Person, die eigenen Möglichkeiten und Fertigkeiten beurteilen zu können. ↗Feedback-Prozesse können die Fähigkeit zur realistischen Einschätzung unterstützen.

**Selbstoffenbarung:** (Selbstkundgabe) eine der vier Seiten/Ebenen des ↗Kommunikationsmodells von *Schulz von Thun*, neben ↗Appell-, ↗Darstellungs- und ↗Beziehungsebene. Diese Seite der Nachricht bezieht sich einerseits auf die Gefühle und Bedürfnisse der Betroffenen, andererseits auf erkennbare immanente Eigenschaften der sprechenden Personen wie z. B. Größe, Alter oder Temperament.

**Selbstoffenbarungsaspekt:** ↗Selbstoffenbarung.

**Selbstreflexivität:** kritisch-reflektierende Betrachtung des eigenen Handelns (analytisch zurückdenken). Die ↗Sprechwissenschaft wird insofern als selbstreflexive Sozialwissenschaft bezeichnet *(Geißner)*, als einerseits kommunikative Handlungsprozesse wissenschaftlich untersucht, beschrieben und gelehrt werden, die Forschenden und Lehrenden andererseits gleichzeitig selbst Teil dieser kommunikativen Handlungsprozesse sind.

**Selbstwahl:** Ergreifen des ↗Rederechts in ↗Gesprächen aus eigenem Antrieb, ohne Aufforderung (möglicherweise auch ohne Billigung) anderer Beteiligter.

**Selbstwahrnehmung:** ↗Selbstbild.

**Seminar:** spezifische didaktische Form der interaktiven Wissensvermittlung innerhalb von Bildungsprozessen. Verbindung von ↗Lehrvortrag, ↗Referaten von Lernenden, ↗Diskussionen im Plenum und Kleingruppenpräsentationen.

**Semiotisches Dreieck:** (semantisches Dreieck) dreiseitiges Zeichenmodell, dessen Eckpunkte den bezeichneten Gegenstand (Referenzobjekt), die Zeichengestalt (↗Laute, Buchstaben) und die dazu gehörende Bedeutung (Vorstellung) kennzeichnen. Die Beziehung der Zeichengestalt zum bezeichneten Gegenstand wird durch die Vorstellung vermittelt. Diese Beziehung ist arbiträr (unwillkürlich, beliebig), d. h. der Gegenstand hätte auch anders benannt werden können. Das semiotische Dreieck in seiner heutigen Form geht auf *Morris* zurück. *(Glück)*

**Sender:** ↗Empfänger.

**Senkung:** eine unbetonte Silbe im lyrischen ↗Vers.

**Sequenz:** Folge von ↗Redebeiträgen innerhalb eines ↗Gesprächs.

**sequentiell:** aufeinander folgend (im ↗Gespräch z. B. mehrere ↗Rezipienzsignale).

**Sigmatismus:** fehlerhaft gebildete s-Laute (Lispeln). Eine Erscheinungsform der ↗Dyslalien. Im Deutschen häufige Artikulationsstörung mit sehr unterschiedlichen Ursachen und sehr verschiedenen Klangbildern. Die wesentlichsten sind nachfolgend aufgeführt.
  **-addentalis:** Zunge stößt an die oberen Schneidezähne.
  **-interdentalis:** Zunge erscheint zwischen den Zähnen.
  **-lateralis:** Luft weicht seitlich an dem gehobenen Zungenrücken aus.
  **-lateroflexus:** Koppelung von Sigmatismus interdentalis und lateralis.
  **-nasalis:** Luft tritt durch die Nase aus.
  **-stridens:** zu gespannte Bildung, wodurch ein pfeifendes Geräusch entsteht.

**Signal:** im ↗Kommunikationsmodell (↗Organon-Modell) von *Bühler* entspricht das Signal als eine der drei Funktionen der Sprache dem ↗Appell (neben ↗Darstellung und ↗Ausdruck).
   **-funktion:** *(Bühler)* ↗Appellfunktion.
   **Hörer-:** ↗Rezipienzsignal.

**Silbe(n):** Gliederungseinheit des Sprechens. Kleinste ↗suprasegmentale Einheit, d. h. lautübergreifend. Bestandteile sind der Silbenkern (↗Nukleus), der linke Randbereich (↗Onset) und der rechte Randbereich (↗Koda). Der Silbenkern als Klangträger besitzt die höchste Sonorität (↗Stimmhaftigkeit).
   **–, geschlossene:** Silbe, die mit einem ↗Konsonanten endet (Bsp.: hal-ten).
   **–, offene:** Silbe, die mit einem ↗Vokal endet (Bsp.: ha-ben).
   **-rate:** Anzahl der gesprochenen Silbe pro Sekunde.

**Simultansequenz:** (Simultansprechen) in einem ↗Gespräch zeitlich-sprachliche Einheit, in welcher mehrere Personen gleichzeitig sprechen.

**Simultanstart:** nach einer Turn-Beendigung (↗Rederechtabgabe) im ↗Gespräch beginnen zwei (oder mehrere) Personen gleichzeitig zu sprechen.

**Sinn:** die einer Äußerung (einem Text) zugrundeliegende inhaltliche Intentionalität (Bedeutung).
   **-kern:** (Sinnwort) ↗Schlüsselwörter.
   **-konstitution:** (Sinnkonstituierung) in einem ↗Kommunikationsprozess unter den Beteiligten gemeinsam entwickelte Verständigungshandlung. *(Geißner)*
   **-schritt:** (Sinneinheit) *(Winkler)* eine Teileinheit eines Gesamtausspruchs, die in sich vollständig ist, d. h. alleinstehend eine selbständige Botschaft (einen Sinn) ergibt. Ein Sinnschritt ist immer auch eine Atemeinheit. Ein Sinnschritt kann aus mehreren Akzentgruppen bestehen.
   **-träger:** Hauptbetonte in einem ↗Sinnschritt.

**Situation(s):** (↗Redesituation, ↗Gesprächssituation, ↗Sprechsituation) konkrete kommunikative, strukturelle, personelle und institutionalisierte Bedingungen, unter denen kommunikative Prozesse stattfinden.
  **-angemessenheit:** (situative Angemessenheit) das richtige Verhältnis aller rhetorischen Parameter (z. B. Zielgruppenbezug, ↗Lautstärke, ↗Redetempo, Schwierigkeitsgrad, Strukturiertheit) auf eine konkrete ↗Sprechsituation bezogen.
  **-bedingungen:** (situative Bedingungen) ↗Situation.
  **-kontext:** (situativer Kontext) formale Rahmenbedingungen unter denen ein ↗Kommunikationsprozess stattfindet, aber auch inhaltliche Zusammenhänge (Verknüpfungen) mit anderen Kommunikationsereignissen.
  **-modell:** (*Geißner*) ein erweitertes ↗Kommunikationsmodell auf der Basis des ↗Organon-Modells von *Bühler*. Es berücksichtigt die situativen Bedingungen kommunikativer Prozesse und die wechselseitigen Beziehungen und Verknüpfungen der einzelnen Elemente, wodurch es dialogischen Charakter erhält. Kennzeichnend ist weiterhin, dass es das sprachliche Zeichen in seinen Inhalt (was) und seine Gestaltung (wie) differenziert. Seine Bezeichnung erhielt das Modell, weil es zudem die situativen Aspekte einbezieht (wann, wo, warum, wozu).
  **Sprech-:** alle Konstellationen, die Sprechhandlungsprozesse unter konkreten Bedingungen einrahmen, beeinflussen, ermöglichen oder beeinträchtigen.

**Sketch-Modell:** *(de Ruiter)* generatives Sprachproduktionsmodell. Geht von der Annahme aus, dass Sprachproduktion und Gestenproduktion zwei getrennte Module sind. Nach diesem Modell findet eine Interaktion zwischen diesen Modulen lediglich in der vormotorischen Planungseinheit statt („Conceptualizer"). Die Gestikplanung läuft der Sprachplanung voraus („serielles Modell").

**Sokratisches Gespräch:** ↗Mäeutik.

**Sonore:** (Sonanten) Lautgruppe der ↗Nasale ([m, n, ŋ]) und ↗Liquide ([l, r, ʀ]). Diese Konsonanten sind immer ↗stimmhaft.

**Sonorität:** Stimmhaftigkeit. ↗Silbe.

**Sophistik:** geistige Strömung im 5. Jh. v. Chr. in Griechenland. Wurde zunächst positiv bewertet als Wissensbeherrschung, geschicktes Sprechen. Als ein zentrales Paradigma galt das Prinzip der Antilogik: Für jede Sache existieren zwei gegensätzliche Argumentationsstränge. Über diesen Ansatz gerieten die Sophisten (u. a. *Gorgias, Kritias, Protagoras*) in ein negatives Bild. Ihre Kritiker (u. a. *Aristophanes, Platon, Sophokles*) bezichtigten sie der falschen und trügerischen Argumentation. Die heute eher positive Einschätzung der Sophisten beruht vor allem auf deren erzieherischem Ansatz, dass Wissen ein gemeinschaftliches öffentliches Gut sei, das durch ↗Rede und Gegenrede entstehe. *(Tordesillas)*

**Soziolekt:** von einer spezifischen sozialen Gruppierung gesprochener Dialekt (Peer group. Bsp.: Jugendsprache).

**Spannbogen:** Einheit des Sprechens. Sprechspannungsbogen (Aufast, Fuge, Abast nach *Winkler*), der eine syntaktische Einheit verbindet (Wortgruppe, ↗Sinnschritt, ↗Äußerung).

**Spektrografie:** akustisch: Verfahren zur Analyse von Klängen nach der Energieverteilung der in ihnen enthaltenen ↗Frequenzen. Darstellung in farbigen vertikalen Streifen (Spektrogramm).

**Spektrum:** akustisch: Energieverteilung eines akustischen Signals in einem Frequenzband. Optische Darstellung.

**Spektrogramm:** ↗Spektrografie.

**Sprach(e):** zentrales Mittel zum kommunikativen Austausch von Informationen. Ein System von Zeichen und Regeln. Menschliche Sprache funktioniert auf drei Ebenen: ↗verbale, ↗paraverbale und ↗extraverbale. Nach *de Saussure* ist zu unterscheiden zwischen ↗langage (biologische Sprechfähigkeit), ↗langue (Sprachbesitz) und ↗parole (Sprechperformanz).

**-entwicklungsstörungen:** im Verlaufe des Spracherwerbs treten Störungen des Sprachverständnisses und/oder der Sprachproduktion und/oder der Interaktionsfähigkeit auf.

**-erwerb:** das Erlernen von Sprach- und Sprechhandlungen einschließlich sozialer Interaktionen. Phase der Aneignung des Inventars und der Regeln der Muttersprache. Erwerb der Fähigkeit, eigene Gedanken und Gefühle sprachlich auszudrücken. Zu unterscheiden sind die rezeptive Dimension, die expressive Dimension und die kognitive Ebene.

**-funktion:** die Aufgaben oder Zwecke, die die Sprache für den Menschen hat. *Bühler* unterscheidet drei Funktionen: 1. Die Ausdrucksfunktion (auch „Symptom"), d. h. die Sprechenden sagen etwas über sich. 2. Die Darstellungsfunktion (auch „Symbol"), d. h. die Sprechenden sagen etwas über Gegenstände und Sachverhalte. 3. Die Appellfunktion (auch „Signal"), d. h. die Sprechenden wollen mit dem, was sie sagen, etwas beim Gegenüber erreichen.

**Rede-:** ↗verbale Kommunikation, ↗mündliche Kommunikation.

**-störungen:** Störungen des Sprachaufbaus und des Sprachvermögens (↗Sprachentwicklungsstörungen, ↗Dysphasie, ↗Aphasie, ↗Dyslexie, ↗Dysgraphie, ↗phonologische Störungen). Die Verständigungsfähigkeit ist eingeschränkt und damit auch die Möglichkeit der sozialen Teilhabe.

**Sprachzentrum:** durch bildgebende Verfahren wird das Verständnis von klar umrissenen Hirnrindenarealen aufgehoben (früher: Broca-Sprachzentrum: motorisches Sprachzentrum und Wernicke-Sprachzentrum: Sprachverständnis). Heute gilt eher die funktionale Betrachtung, dass die ↗Dekodierung aller drei sprachlichen Ebenen (↗verbal, ↗para- und ↗extraverbal) vorwiegend in den hinteren sekundären Rinden stattfindet, die ↗Kodierung jedoch in den vorderen. *(Wendler/Seidner)*

**Sprech-:**
**-absicht:** ↗Intention.
**-angst:** (Redeangst, Logophobie) psychisch bedingte Sprechhemmung. Tritt häufig im Zusammenhang mit ↗Stottern oder ↗Mutismus auf. Im Gegensatz zur ↗Sprechängstlichkeit handelt es sich bei der Sprechangst um eine krankhafte Störung, die der Behandlung bedarf.
**-ängstlichkeit:** (Lampenfieber) erhöhter Spannungszustand in exponierten ↗Redesituationen. Kognitive und emotionale Reaktionen auf Stresssituationen. Wirkt in leichter Form leistungssteigernd (erhöhte Aufmerksamkeit, Aktivierung von Energie zur Bewältigung der Situation, positives Denken). In verstärkter Form hemmt sie den ↗Sprechablauf (schnellere ↗Atmung, Trockenheit der Mundschleimhaut, feuchte Hände). In den meisten Situationen hilft mentales Bearbeiten der kommunikativen Situation, verbunden mit Atem- und Lockerungsübungen und einer gründlichen Vorbereitung (und evtl. Redeproben). Entscheidend ist die eigene Akzeptanz von Fehlern und Stockungen im Redefluss.
**-atmung:** (Phonationsatmung) ↗atemrhythmisch angepasste Phonation *(Coblenzer)*. Der Atemablauf wird vom Sprechprozess bestimmt. Die reflektorische Einatmungsphase ist sehr kurz, die Ausatmungsphase (Sprechphase) hängt in ihrer Dauer von der Äußerungslänge ab. Je ungehinderter die ↗Zwerchfelltätigkeit stattfinden kann (freie Atemräume), desto einfacher gelingt die Synchronisation von Äußerungslänge und ↗Ausatmungsphase.
**-ausdruck:** über ↗Stimmklang, ↗Sprechmelodie und Artikulationsschärfe kann Emotionales ausgedrückt werden. D. h. durch den Einsatz von sprecherischen Mitteln einer ↗Äußerung Form und Struktur geben. 1. durch ↗prosodische Parameter (↗Sprechmelodie) und Atembögen Einheiten konstituieren, 2. durch Akzentuierungsgestaltung (↗dynamischer Akzent) Wesentliches hervorheben, und 3. durch das ↗Sprechtempo wichtige und weniger wichtige Passagen markieren.
**-ausdrucksgestaltung:** um ↗Äußerungen Ausdruckswert zu geben, bedarf es immer der Variation, der Veränderung der eingesetzten

Mittel. ↗Lautstärke „an sich" z. B. ist noch kein Ausdrucksmittel, sondern erst die Veränderung der Lautstärke gegenüber einer vorangegangenen Passage erzeugt Aufmerksamkeitswert. Die bewusste Gestaltung der Fülle der ↗Sprechausdrucksmittel führt zu einem komplexen Höreindruck.

**-ausdrucksmerkmale:** (-mittel) dazu gehören alle ↗Akzentarten (dynamischer, temporaler, melodischer und artikulatorischer), die ↗Atemführung und der Einsatz des ↗Stimmklangs. Ein zentrales übergreifendes Merkmal ist die ↗Sprechspannung. Weiter gefasst sind auch die körperlichen Ausdrucksmittel (↗Mimik, ↗Gestik, ↗Kinesik, ↗Proxemik) Bestandteile des Sprechausdrucks.

**-ausdrucksmuster:** die Gestaltung des Sprechausdrucks ist text- und situationsabhängig. Bestimmbare Muster bestehen immer dann, wenn das Ausdrucksmittel auch eine semantische oder interaktionale Funktion erfüllt. So markiert z. B. eine fallende ↗Kadenz (sinkende Sprechmelodie) das Ende eines ↗Turns. Damit ist interaktional eine Stelle angezeigt, die einen ↗Sprecherwechsel ermöglicht („übergangsrelevante Stelle", ↗Turn-Taking). Semantisch kennzeichnet diese fallende Kadenz den inhaltlichen Abschluss einer Äußerung.

**-ausgangslage:** (Sprechbereitschaftsstellung) ↗Artikulationsbasis.

**-bildung:** Grundvoraussetzungen des Sprechens mit den Elementarprozessen ↗Atmung, ↗Lautbildung, ↗Stimmerzeugung, ↗Sprechausdruck, ↗Sprechdenken, ↗Hörverstehen, ↗Körperausdruck, Körperhaltung, Körperspannung, ↗Intentionalität.

**-dauer:** zeitliche Ausdehnung einer Rederechtphase.

**-Denk-Prozess:** (Sprechdenken) ↗Denk-Sprech-Prozess.

**-erziehung:** (Sprechpädagogik, ↗Kommunikationspädagogik) angewandte ↗Sprechwissenschaft. Bereich von Didaktik und Methodik der mündlichen ↗Kommunikation. Sprecherziehung hat das Ziel, die für die Teilnahme an kommunikativen Prozessen notwendigen Fähigkeiten und Fertigkeiten zu entwickeln und zu optimieren, und zwar in den Bereichen ↗Stimmbildung, ↗Artikulation, ↗Sprechausdrucksgestaltung, ↗Ästhetische Kommunikation, ↗Rhetorische Kommunikation.

**-fassung:** mit ↗Sprechausdrucksmitteln erarbeiteter Sprechtext.

**-flussstörungen:** (Sprechunflüssigkeiten) der kontinuierliche Sprechablauf kann aus unterschiedlichen Ursachen verzögert oder unterbrochen sein. Das betrifft einerseits Beeinflussungen durch die ↗Sprechsituation (↗Redeängstlichkeit, Situationsstress, ungenügende Vorbereitung), die zu Wortwiederholungen, ↗Häsitationen, ↗Prolongationen, ↗Interjektionen oder Satzabbrüchen führen können. Andererseits entstehen Sprechflussstörungen durch Störungen des physiologischen Sprechbildungsprozesses (↗Stottern, ↗Stammeln, ↗Dyslalien). ↗Redeflussstörungen.

**-geschwindigkeit:** (-tempo, ↗temporaler Akzent.) Merkmal zur Differenzierung von Bedeutung der Äußerungen (schnelleres und leiseres Sprechen markiert geringere Wichtigkeit). Sprechgeschwindigkeit ist einerseits durch das Tempo der artikulierten Silben und Wörter pro Sekunde oder pro Minute gekennzeichnet (↗Silbenrate), andererseits durch die ↗Artikulationsrate (Abzug der Sprechpausen von der Silbenrate). Sprechgeschwindigkeit ist ein individuell sehr differenziertes Merkmal und außerdem situationsabhängig.

**-gestik:** das Sprechen begleitende ↗Gestik.

**-haltung:** situations- und textbezogene Intentionalität in einem konkreten ↗Kommunikationsprozess.

**-handeln:** Sprechen verstanden als Handlungsprozess.

**-handlung:** der kommunikative Prozess des Sprechens, verstanden als Handlungsprozess.

**-intentionalität:** ↗Intentionalität.

**-kunst:** ↗ästhetische Kommunikation.

**-melodie:** akustisch messbare Größe. Dient vorrangig der Rhythmisierung der Äußerung und der Charakterisierung von Äußerungsenden. Der Einsatz der Sprechmelodie als Mittel der Wort- und Satzakzentuierung ruft im Deutschen den Eindruck starker Emotionalität hervor. ↗Melodischer Akzent, ↗Prosodie.

**-situation:** soziale und situative Bedingungen, unter denen Sprechprozesse stattfinden. Im ↗Situationsmodell von *Geißner* sind die bestimmenden Faktoren für eine Sprechsituation aufgeführt: der Ort (wo), die Zeit (wann), der Anlass (warum) und das Ziel (wozu). Aus diesen Rahmenbedingungen ergeben sich das zu behandelnde Thema (was) und die Sprache (wie) mit der ↗verbalen, ↗para- und ↗extraverbalen Ebene. Außerdem bezieht *Geißner* sich auf die Konstellation der Sprechhandelnden zueinander Sein zentraler Ansatz besteht in der Erkenntnis, dass es kein situationsloses Sprechen geben kann.

**-situationsmodell:** ↗Situationsmodell.

**-spannung:** Merkmalskomplex aus ↗Artikulations-, ↗Stimm- und ↗Körperspannung in Verbindung mit ↗Intentionalität. Mittel des expressiven Ausdrucks, stark gliedernd und rhythmisierend. ↗Prosodie. Ebene der ↗Selbstoffenbarung.

**-stil:** (sprechsprachliche Realisierung) ↗Sprechfassung.

**-stimmlage:** ↗Indifferenzlage.

**-störungen:** Störungen des motorischen ↗Lautbildungsprozesses (↗Dyslalie, ↗Rhinolalie).

**-tempo:** ↗temporaler Akzent. ↗Sprechgeschwindigkeit.

**-werkzeuge:** ↗Artikulationsorgane.

**-wirkung:** das Verhältnis von intendierter ↗Redeabsicht zum tatsächlichen Resultat der ↗Rede. Einflussfaktoren sind die Schlüssigkeit der ↗Argumentation, die ↗Angemessenheit der sprachlichen Gestaltung und der ↗Sprechausdrucksmittel sowie die Glaubwürdigkeit (↗Logos, ↗Ethos, ↗Pathos).

**-wirkungsforschung:** Untersuchung der Wirksamkeit eingesetzter sprachlicher und sprecherischer Gestaltungsmittel in verschiedenen Kommunikationssituationen mit differenten Kommunikationsabsichten und bei unterschiedlichen Zielgruppen.

**-wissenschaft:** Theorie der mündlichen ↗Kommunikation. ↗Selbstreflexive Sozialwissenschaft, da die Forschenden in den hermeneutischen Verstehensprozess der ↗Sprechhandlungen mit eingeschlossen sind. Gegenstand der Fachwissenschaft sind kommunikative Verständigungsprozesse in allen sozialen Handlungsfeldern in ihrer interaktional-kommunikativen Dimension. Prototyp ist das ↗Gespräch, das Miteinandersprechen vergesellschafteter Subjekte. Die Forschungsmethoden sind die Empirie und die kritische Hermeneutik. *(Geißner)*

**–, klinische:** postgraduale Zusatzqualifikation nach einem abgeschlossenen sprechwissenschaftlichen Studium mit therapeutischer Ausrichtung.

**sprechen:** individuelle Leistung eines Menschen, sie umfasst ↗Stimmerzeugung und ↗Lautbildung. Hörbare Form des Systems Sprache. Sie bedarf neuronaler, mentaler, muskulärer, emotionaler und intentionaler Voraussetzungen. Der Mensch nutzt zur Stimmerzeugung und Lautbildung ↗Sprechwerkzeuge in ihrer Sekundärfunktion. Primär dienen sie der Lebenserhaltung (↗Atmung, Nahrungsaufnahme).

**–, inneres:** mental-intentionaler Vollzug des Sprechens ohne Tonerzeugung. Dabei wird an den Stimm- und Sprechorganen ↗Sprechspannung aufgebaut.

**sprecherische Gestaltung:** ↗Sprechausdruck.

**sprecherische Gestaltungsmittel:** ↗Sprechausdrucksmittel.

**Sprecherrolle:** in der ↗Rederhetorik übertragene oder übernommene Rolle der Sprechperformanz eines mündlichen Textes durch den aktuell Sprechenden. In der ↗Gesprächsrhetorik das zeitweilige Nutzen des ↗Rederechts in der Dialogizität von Sprecherrolle versus Hörerrolle.

**Sprecherwechsel:** Tausch zwischen Sprecherrolle und Hörerrolle. Sprecherwechsel im ↗Gespräch kann an übergangsrelevanten Stellen (↗Turn-Taking) stattfinden. Er kann aber auch an Stellen unternommen werden, an denen der ↗Turn noch nicht beendet ist und keine ↗Rederechtübergabesignale markiert wurden, sondern ↗rederechtweiterführende Signale vorhanden sind (rederechtbedrohender ↗Unterbrechungsversuch), erzwungener Sprecherwechsel.

**Stabreim:** ↗Alliteration.

**Stammeln:** ↗Dyslalie.

**Standardaussprache:** (Standardvarietät, ↗Hochlautung, Orthophonie) überregionale, allgemein verständliche Lautungsformstufe. In Aussprachewörterbüchern kodifiziert (Aussprachewörterbuch der Dudenreihe, Deutsches Aussprachewörterbuch). Verbindliche Formstufe für öffentliche ↗Kommunikation, insbesondere in den öffentlichrechtlichen Medien. Situativ angemessene Variationsbreite der ↗Aussprache, aber stärker kodifiziert als die ↗Umgangssprache.

**Statement:** kurze Aussage, Stellungnahme, Positionsbestimmung im ↗Gespräch.

**Staupause:** ↗Pause. ↗Progrediente Kadenz.

**Stellknorpel:** ↗Aryknorpel. ↗Kehlkopf. ↗Flüsterdreieck.

**Stichwort:** Kernwörter/Schlüsselwörter der Redeplanung. Helfen beim Denk-Sprechprozess des aktuellen Redevollzugs einem strukturierten Redeverlauf. Markierung inhaltlich wichtiger Aspekte.
 -**zettel:** er kann individuell gestaltet werden. Grundsätze: Übersichtlichkeit, optisch gut erfassbar, Impulsgeber für freies Sprechen. Gängige Formen sind Gliederungen mit zentralen ↗Schlüsselwörtern, ein Mehrspaltensystem (↗Dreispaltenkonzept) oder optisches „Abtreppen" *(Pawlowski),* d. h. jeder Unterbegriff zu einem Oberbegriff erhält eine neue Zeile und wird weiter eingerückt.

**Stilfiguren:** rhetorisch-stilistische Mittel. Sprachlich festgelegte Strukturen ganz unterschiedlicher Art für die schriftliche wie die mündliche ↗Kommunikation. Mittel der Wirkungssteigerung, Lenkung der Aufmerksamkeit, wie ↗Anadiplose: nachfolgender Satz beginnt mit letztem Wort des vorangegangenen (Bsp.: „… dem könnte ich zustimmen. Zustimmen könnte ich, wenn …"), ↗Anapher: gleiche Anfangswörter in aufeinanderfolgenden Sätzen (Bsp.: „wirklich schwierig …; wirklich imposant …; wirklich herausragend …"), ↗Litotes: Abschwächung durch Verneinung (Bsp.: „das hast Du nicht schlecht gemacht").

**Stilistische Variante:** situations- und kontextbezogene Variationen sprachlicher Formulierungen. Erscheinungsform auf ↗verbaler Ebene (Bsp.: Geld, Knete, Kohle) und auf ↗paraverbaler Ebene (Aussprachedifferenzierungen von der ↗Standardaussprache über die ↗Umgangssprache zum ↗Dialekt).

**Stilmittel:** alle sprachlichen und stimmlich-sprecherischen ↗Ausdrucksmittel können Stilmittel sein. Ihre Besonderheit erhalten sie durch den Kontext und die Situationsgebundenheit. Auch das häufige Vorkommen und die komplexe Verbindung auf mehreren Ebenen lassen sprachlich-sprecherische Phänomene zu Stilmitteln werden.

**Stimm(e)** ein ↗Klang, der als ↗Grundton an den ↗Stimmlippen erzeugt wird und durch ↗Resonanz im ↗Ansatzrohr seine Klanggestalt erhält.

**-absatz:** Beendigung der ↗Stimmlippenschwingungen. Der Stimmabsatz kann weich, gehaucht oder fest (hart) enden. Der harte Absatz ist wegen zu starker ↗Stimmlippenspannung als Abknarrgeräusch hörbar. Beim festen und weichen Stimmabsatz (Ausklingen von ↗Lenis-Konsonanten und ↗Vokalen) sind keine Geräusche zu hören, beim behauchten Stimmabsatz ist durch leichte Stimmlippenöffnung ein Hauchgeräusch hörbar (Bsp.: ↗Fortis-Verschlusslaute: Gu**t**, Metri**k**, Tri**p**).

**-auffälligkeit:** ↗Dysphonie.

**-band:** (ligamentum vocale) der nach innen gerichtete freie bindegewebliche Rand der ↗Stimmlippen.

**-befund:** auditives Erfassen der Parameter des ↗Stimmklangs (↗RBH-Schema: ↗Rauigkeit, ↗Behauchtheit, ↗Heiserkeit) und der Leistungsfähigkeit der Stimme (↗Lautstärke, ↗Schwellvermögen, ↗Stimmumfang, ↗Tonhaltedauer).

**-beteiligung:** Schwingen der ↗Stimmlippen bei der ↗Lauterzeugung. Grad der ↗Stimmhaftigkeit. Im Deutschen nicht bedeutungsunterscheidend. ↗Lenis-Laute werden im ↗Anlaut (Bsp.: **s**ieben, **B**uch) und nach ↗stimmhaften Lauten (Bsp.: Stimm**b**and, Stein-**b**ruch) stimmhaft realisiert, können jedoch durch ↗Assimilation einen Teil ihrer Stimmhaftigkeit verlieren (Naht**b**and).

**-bildung:** Entwicklung eines physiologischen ↗Stimmklangs für unterschiedliche Belastungen (sprechintensive Berufe, Singstimme) durch professionelle Begleitung.

**-bruch:** ↗Mutation.

**-charakteristika:** typische ↗Klangeigenschaften einer individuellen Stimme oder eines Rollentyps.
**-eigenschaften:** ↗auditiv wahrnehmbare Parameter der Stimme (Beschreibungskriterien).
**-einsatz:** Beginn der ↗Stimmlippenschwingungen. Zu unterscheiden sind drei Typen: fester (harter), weicher und gehauchter Einsatz. Beim festen Stimmeinsatz (↗Vokal im ↗Anlaut) wird durch die plötzliche Öffnung (Sprengung) der Glottis ein kleiner Knacklaut (Ventiltönchen) hörbar (↗Glottisschlag). Ist die Spannung zu groß, entsteht ein unphysiologischer, gepresster Glottisschlag (harter Einsatz, Sprengeinsatz). Charakteristisch für den gehauchten Einsatz (h im Anlaut) ist ein langsamer Übergang von der Atemstellung in die Schwingungsstellung, so dass noch Luft entweicht. Beim weichen Einsatz schließen sich die Stimmlippen schnell und legen sich weich aneinander (stimmhafte ↗Konsonanten im Anlaut).
**-enmode:** zeitstil-, rollen- und gruppenabhängiger Einsatz der Stimme (knarren, näseln).
**-erkrankung:** ↗Dysphonie.
**-ermüdung:** Nachlassen der physiologischen Belastbarkeit der Stimme (lange Sprechdauer, zu starke ↗Sprechspannung, überschrittene ↗Indifferenzlage).
**-erzeugung:** (Phonation) geschieht im ↗Kehlkopf durch Schwingung der ↗Stimmlippen. Die ↗Ausatmungsluft trifft im ↗Kehlkopf auf geschlossene ↗Stimmlippen und sprengt diese, sobald der Druck ausreicht. Durch Elastizität, ↗Rückstellkräfte und den ↗Bernoulli-Effekt werden die Stimmlippen wieder geschlossen. Dieser Vorgang wiederholt sich kontinuierlich: die Stimmlippen schwingen.
**-erzeugungstheorien:** die heute gültige Stimmlippenschwingungstheorie ist die myoelastisch-aerodynamische. Sie beschreibt den Wechsel zwischen subglottischem Druck, Anteil der Muskelbewegungen des ↗Kehlkopfes bei der Öffnung und Schließung der ↗Stimmlippen und Ansaugbewegungen. Diese Theorie wird noch ergänzt durch die Body-cover-Theorie *(Hirano)*, die

auf das unterschiedliche Schwingungsverhalten von Stimmmuskel und umhüllender Schleimhaut verweist. Verworfen ist die neurochronaxisch-cerebrale Theorie *(Husson)*, die das Entstehen der Schwingungen durch ein Zusammenspiel einzelner Nervenimpulse und Muskelaktivitäten erklärt. *(Wendler/Seidner)*
**-feld:** Lautstärken- und Tonumfang einer Stimme, quantitativ gemessen und aufgezeichnet vom geringsten bis zum höchsten erreichbaren Wert. Aussage über die Leistungsfähigkeit einer Stimme. Stimmfelder werden für die Sprechstimme, die Rufstimme und die Singstimme separat erstellt.
**-fortsatz:** ↗Kehlkopf.
**-fülle:** ↗Resonanz.
**-gattung:** Einteilung der Stimme nach Tonhöhenbereichen (insbesondere der Singstimme): Die Hauptgruppen sind Sopran, Mezzosopran und Alt für Frauenstimmen und Tenor, Bariton und Bass für Männerstimmen.
**-gebung:** ↗Stimmerzeugung.
**-haftigkeit:** Bezeichnung für einen Höreindruck von ↗Lauten, bei deren Erzeugung die ↗Stimmlippen schwingen (↗Vokale, stimmhafte ↗Engelaute, stimmhafte ↗Verschlusslaute, ↗Nasale und ↗Liquide). Stimmhafte Laute können in bestimmten ↗Lautumgebungen (Wort- und Silbenauslaut) ihre Stimmhaftigkeit verlieren (entstimmlicht werden).
**-heilkur:** stationäre Stimmtherapie bei schweren ↗Stimmstörungen im Verbund mit Physio- und Psychotherapie.
**-höhe:** ↗Tonhöhe, ↗Indifferenzlage.
**-hygiene:** ältere Bezeichnung für Anleitungen zum physiologischen Stimmeinsatz in sprechintensiven Berufen, mit dem Ziel, die stimmliche Leistungsfähigkeit zu erhalten.
**-intensität:** (Laut-)Stärke/Kraft einer Stimme. ↗Intensität.
**-klang:** ↗auditiver Höreindruck von einer Stimme. Wird hervorgerufen durch das Zusammenspiel von ↗Tonhöhe, ↗Lautstärke, ↗Resonanz, ↗Sprechspannung und ↗Art der Stimmeinsätze und -absätze.
**Kraft-:** ↗Kraftstimme.

**-lage:** individueller Sprechbereich. ↗Indifferenzlage. ↗Stimmgattung.

**-lippen:** schwingungsfähige Gebilde im ↗Kehlkopf, die aus dem Stimmmuskel sowie Bindegewebe und Schleimhaut bestehen. Sie sind von den ↗Stimmfortsätzen der ↗Aryknorpel bis zur inneren Mittelnaht des ↗Schildknorpels gespannt. Durch verschiedene muskuläre und aerodynamische Prozesse (↗Stimmlippenschwingungstheorien) können sie zum Schwingen gebracht werden, wodurch ein ↗Grundton entsteht. Sie können in ihrer Stellung (geöffnet, geschlossen) und in dem Grad der Spannung durch die innere Kehlkopfmuskulatur verändert werden. Die Stimmlippen des männlichen Kehlkopfes sind in der Regel länger und dicker als die des weiblichen.

**-lippenknötchen:** Schleimhautverdickungen überwiegend im vorderen Drittel der Stimmlippen. Meist beidseitig. Verhindern das gleichmäßige Schwingen der Stimmlippen, so dass kein kontinuierlicher Ton entsteht. Die Ursache ist gewöhnlich eine Überbelastung oder Fehlbelastung der ↗Stimme. ↗Berufsdysphonie.

**-lippenlähmung:** Lähmung eines der Nerven, welche die Stimmlippen versorgen. Kann einseitig (schlechte Stimmqualität) oder beidseitig auftreten (Atemnot). Die Stimmlippen verharren in der Position des Lähmungsereignisses.

**-lippenödem:** im Bereich der ↗Glottis mitschwingende, mit Flüssigkeit gefüllte Gewebeverdickung. Oft infolge von Allergien, Rauchen oder Entzündungen.

**-lippenpolyp:** kugelige Schleimhautveränderung an den ↗Stimmlippen. Oft bei Überbelastung der ↗Stimme oder infolge starken Rauchens beobachtet.

**-losigkeit:** (1) Fortis-Laute des Deutschen (stimmlose ↗Konsonanten) oder stellungsbedingt entstimmlichte ↗Lenis-Konsonanten (Wort- und Silbenauslaut). (2) ↗Aphonie. (3) Situationale Stimmlosigkeit kann durch ↗Redeangst hervorgerufen werden. (4) Menschen ohne ↗Stimmrecht.

**-prophylaxe:** vorbeugende Maßnahmen, um die ↗Stimme auf berufliche Belastungen vorzubereiten (regelmäßige Stimmübungen, spannungsausgleichende Übungen, Wechsel zwischen Ruhe- und

Belastungsphasen, professionelle Begleitung, Wissensaneignung funktioneller Stimmprozesse).

**-qualität:** Klangbild der Stimme. Individuelles bzw. rollenabhängiges Merkmal. Expressives Ausdrucksmittel. Ebene der ↗Selbstoffenbarung.

**-register:** typische Klangfarbenveränderungen der Stimme je nach Nutzung der ↗Resonanzräume: Brustregister (tiefstehender Kehlkopf, Stimmlippenschwingung in voller Länge), Mittelregister (weitestgehende Ausnutzung der vollen Stimmlippenlänge zur Schwingung), ↗Kopfstimme (hochstehender Kehlkopf, es schwingen nur noch die Randkanten der ↗Stimmlippen). Kopfstimme wird auch als Fistelstimme bezeichnet.

**-ritze:** ↗Glottis.

**-ruhe:** Teil der professionellen Stimmbehandlung: nach Überbelastung der ↗Stimme (↗Berufsdysphonie) eine Phase ohne Nutzung der Stimme.

**Schon-:** Stimmgebung mit weichen Einsätzen, niedriger Sprechspannung, geringer Lautstärke (kein Flüstern). Gegenteil: ↗Kraftstimme.

**-spannung:** die für unterschiedliche ↗Sprechsituationen variierte muskulare Spannung der ↗Stimmlippen. ↗Stimmeinsatz. ↗Stimmerzeugung.

**-stärke:** ↗Lautstärke der Stimme. Dynamischer ↗Akzent.

**-störungen:** (Stimmauffälligkeiten) ↗Dysphonie.

**-umfang:** Bereich vom individuell tiefsten bis zum höchsten erreichbaren Ton. Abhängig von Länge und Dicke der ↗Stimmlippen, der Stimmlippenspannung, dem Alter. Der Stimmumfang Erwachsener liegt um 2 Oktaven. ↗Stimmfeld. ↗Stimmregister.

**Stimmung:** (1) ↗Grundstimmung und ↗Teilstimmungen eines literarischen Textes. (2) Im Dimensionsmodell der Emotionen nach *Kienast* sind Stimmungen emotionale Ausprägungen unterhalb eines Schwellenwertes zur ↗Emotion.

**Stimmwechsel:** ↗Mutation.

**Stoffsammlung:** Zusammentragen der Grundlagen für eine ↗Rede, je nach Redeanlass sehr unterschiedlich: ↗Argumente, historische Fakten, Lebensdaten, wissenschaftliche Erkenntnisse, Hypothesen, Beispiele etc.

**Störungen:** Beeinträchtigungen eines kommunikativen Prozesses. (1) Aktuelle externe Störungen während eines Kommunikationsprozesses (z. B. laute Außengeräusche). Im Modell des ↗TZI bedarf es vordringlich der Behebung einer Störung, um einen befriedigenden kommunikativen Ablauf ermöglichen zu können. (2) Organische oder funktionelle Störungen des Sprechvermögens, die zu Beeinträchtigungen der Teilhabe am Kommunikationsprozess führen können. Sie bedürfen einer längerfristigen therapeutischen Unterstützung.
**Artikulations-:** ↗Dyslalien.
**Hör-:** Unterschieden werden Schallleitungsstörungen, Schallempfindungsschwerhörigkeit und zentrale Hörstörungen. *(Franke)* Beeinträchtigung des ↗Hörverstehensprozesses. Eine Hörstörung bei der Aufnahme und Verarbeitung gesprochener Sprache kann auch durch externe Störgeräusche (Straßenlärm, ↗Nebengespräche) hervorgerufen werden.
**Kommunikations-:** jede individuelle Beeinträchtigung ist auch interaktional zu sehen und kann Einfluss auf den Kommunikationserfolg haben. Phänomene der ↗Redeangst, verwaschene ↗Artikulation, zu geringe ↗Lautstärke, zu großes ↗Sprechtempo oder monotones Sprechen können zu Kommunikationsstörungen führen, auch jenseits definierter Störungsbilder.
**–, phonetische:** ↗Dyslalie.
**–, phonologische:** ↗Dyslalie.
**Redefluss-:** ↗Redeflussstörung.
**Schluck-:** ↗Dysphagie.
**Sprach-:** ↗Sprachstörungen.
**Sprech-:** ↗Sprechstörungen.
**Stimm-:** ↗Stimmstörungen.

**Störungsbewusstsein:** individuelle Fähigkeit zur Wahrnehmung der kommunikativen Schwierigkeiten und die jeweilige Einstellung dazu.

**Stottern:** ↗Redeflussstörung. Hemmung oder Unterbrechung des Redeflusses. Wahrnehmbare Erscheinungen sind krampfartige Blockaden (tonisches Stottern) oder Wiederholungen von Lauten, Silben und Wörtern (klonisches Stottern). Situationsbedingtes Stottern tritt nur in speziellen, als belastet empfundenen Situationen auf.

**Streitgespräch:** ↗Gespräch.

**Streitkultur:** Regeln, unter denen eine Gruppe von Menschen oder eine Gesellschaft kontroverse Standpunkte austauschen, politische Meinungs- und Willensbildung vorantreiben und Transparenz herstellen kann. (Bsp.: Parlamentarische ↗Debatte).

**Stroboskopie:** Verfahren, mit dem durch phasenverschobene Blitzlichte auf die ↗Stimmlippenschwingungen deren Geschwindigkeit scheinbar verlangsamt und damit für das menschliche Auge erfassbar gemacht werden kann. Untersuchung zur Beurteilung der Stimmlippenfunktion.

**subglottal:** unterhalb der ↗Glottis befindlich. Subglottaler Druck wird bei geschlossenen Stimmlippen von der ↗Ausatmungsluft aufgebaut, um die Stimmlippen zu sprengen und zum Schwingen zu bringen. ↗Atmung. ↗Stimmerzeugung. ↗Stimmlippenschwingungstheorien.

**Subiectio:** (Dialogismus) verwandt mit der ↗rhetorischen Frage: Innerhalb einer ↗Äußerung wird auf eine rhetorische Frage die Antwort sofort gegeben.

**Substitution:** (Ersetzung) innerhalb der semantischen Funktion der Sprache kann ein Sprachzeichen (Wort) durch ein konventionalisiertes ↗körpersprachliches Zeichen (↗Geste) ersetzt werden (Bsp.: im Deutschen das Wort „nein" durch Kopfschütteln).

**Suggestivfrage:** ↗Frage.

**Summtöne:** ↗Brummtöne.

**suprasegmental:** Einheit, die über die Ebene der ↗Phoneme und ↗Morpheme hinaus bedeutungsunterscheidend sein kann, z. B. die Satzmelodie („Der Handwerker kommt nicht?" ↑ – als Frage mit steigender ↗Kadenz oder „Der Handwerker kommt nicht." ↓ – als Feststellung mit fallender Kadenz).

**Syllogismus:** ↗deduktives ↗Argument. Geht auf *Aristoteles* zurück. Besteht aus zwei ↗Prämissen (↗Ober- und ↗Untersatz) und der ↗Konklusion. (Bsp.: Menschen verfügen über Körpersprache – Franziska ist ein Mensch – Also verfügt Franziska über Körpersprache.) In der Alltagskommunikation ist für den Syllogismus charakteristisch, dass er in verkürzter Form vorkommt, d. h. der Obersatz wird nicht explizit benannt, die Zuhörenden müssen die Schritte der Beweiskette selbst ergänzen. ↗Enthymem. *(Kraus)*

**Symbolfunktion:** ↗Darstellungsfunktion *(Bühler)*.

**Symptomfunktion:** ↗Ausdrucksfunktion *(Bühler)*.

**Synchronisation:** (1) Übertragung der gesprochenen Texte eines Films in eine andere Sprache. (2) In natürlichen Gesprächen findet eine Synchronisation der drei sprachlichen Ebenen (↗verbale, ↗para- und ↗extraverbale) statt. (3) Ko-Orientierung der Gesprächsbeteiligten untereinander, um einen effektiven Gesprächsverlauf zu ermöglichen.

**Synekdoche:** Stilfigur. Eine Sonderform der ↗Metonymie. Ein Wort mit engerem Bedeutungsfeld wird stellvertretend für ein größeres Ganzes genutzt (Bsp.: „Hütte" für „Wohnhaus"). *(Braak)*

**Synonyme:** bedeutungsähnliche Wörter (Bsp.: Fasching – Karneval).

**Synonymie:** Verbindungsreihe bedeutungsähnlicher Wörter (Bsp.: schreiben, kritzeln, pinseln).

# T

**TA:** ↗Transaktionale Analyse.

**Tagesordnung:** legt die Besprechungsthemen und deren Reihenfolge fest. Das jeweilige Gremium muss über den vorgelegten Tagesordnungsvorschlag abstimmen. Erst anschließend wird er zur gültigen Tagesordnung.

**Teilstimmung:** eingebettet in eine ↗Grundstimmung eines künstlerischen Textes können einzelne Textabschnitte eine andere Stimmung ausdrücken als das Ganze. Diese wird als Teilstimmung bezeichnet. *(Krech)*

**Teiltöne:** Spektrum der Obertöne (ganzzahliges Vielfaches des ↗Grundtons). Mit steigendem Grundton verringert sich die Anzahl der Teiltöne.

**Telefonkonferenz:** simultane Besprechung mehrerer Personen an verschiedenen Orten an jeweils eigenen Telefonen, die tele-kommunikativ zusammengeschaltet sind.

**Teleprompter:** wird häufig für ↗Moderationen genutzt. Der Sprechtext wird von einem Monitor unterhalb der Kamera so gespiegelt, dass der Blick beim Ablesen auf die Kamera gerichtet bleibt. Dadurch ist die Orientierung auf das Publikum gewährleistet.

**Tempo:** ↗Temporaler Akzent. ↗Sprechgeschwindigkeit.

**Terminalität:** Abgeschlossenheit einer Äußerung, markiert durch eine terminale ↗Kadenz.

**Text:** durch vorrangig grammatische Mittel verkettete kohärente Folge von Sätzen mit thematischer Abgeschlossenheit. *(Glück)* In der mündlichen ↗Kommunikation realisiert als kommunikative Handlung (1) mit vorgefertigten Texten (↗Sprechkunst, ↗Manuskriptrede) oder (2) durch freies Sprechen. Die Konstituierung als mündlicher Text (↗Äußerung) geschieht über ↗prosodisch-stimmliche Parameter.

**Thema-Rhema-Gliederung:** funktionale Satzperspektive. Von schon Bekanntem (Thema) wird weitergeführt zu Neuem (Rhema). Dieses Grundschema deutscher Aussagesätze liegt auch der mündlichen Sprechhandlung zugrunde: Der Weg von Bekanntem zu Neuem macht es möglich, auch beim einmaligen Hören an das eigene Vorwissen anzuknüpfen und das Neue entsprechend einzuordnen.

**Themenzentrierte Interaktion:** (TZI) ↗Interaktion.

**Therapie:** Behandlung von Störungen und Krankheiten. Im Kontext von mündlicher ↗Kommunikation die Therapie von ↗Stimm-, ↗Sprach- und ↗Sprechstörungen, ↗Sprechablaufstörungen und ↗Redeangst. Voraussetzungen sind eine genaue Anamnese sowie eine differenzierte Diagnostik und der Wille der Betroffenen, sich auf Veränderungsprozesse einzulassen.

**These:** in einem Gesprächsprozess aufgestellte Behauptung oder Annahme, die es zu begründen gilt (↗Argumentation). Für eine These liegen noch keine ↗verifizierten Daten vor.

**Think-Pair-Share:** didaktisches Konzept einer kooperativen Arbeitsform. Zu einer bestimmten Fragestellung entwickeln die Lernenden ihren eigenen Standpunkt *(think)*, diskutieren ihn anschließend in einem Lerner-Paar *(pair)*, um die Ergebnisse aus diesem Prozess anschließend im Plenum zur ↗Diskussion zu stellen *(share)*. *(Borsch)*

**Tiefatmung:** (Brust-/Bauchatmung, costoabdominale Atmung, Vollatmung, Zwerchfell-/Flankenatmung). ↗Zwerchfell-Flankenatmung.

**Timbre:** ↗Klangfarbe.

**Tonhaltedauer:** Zeitspanne, in der jeder stimmhafte ↗Laut in der ↗Indifferenzlage phoniert werden kann. Wird bei der Erhebung eines ↗Stimmbefunds geprüft. *(Wendler/Seidner)*

**Tonhöhe(n):** Grundlage für die Einteilung der ↗Stimmgattungen. Die ↗Tonhöhe ist der Ausdruck der Anzahl der ↗Stimmlippenschwingungen pro Sekunde, gemessen in Hertz (Hz).
**-bewegung:** (Tonhöhenverlauf) die Veränderung der ↗Tonhöhe während des Sprechprozesses (↗Intonation, ↗Melodieführung, ↗Sprechmelodie).

**Tonsprache:** (1) die Bildmedien begleitenden Geräusche, Klänge und Stimmen, die genuin zur Situation gehören und Musik, Klänge und Geräusche, die nachträglich hinzugefügt werden. Die Tonsprache kann die Bildsprache verstärken oder abschwächen, Emotionen vermitteln und die Authentizität des Gezeigten unterstützen. *(Dorn)* (2) Sprachen, in denen der Tonhöhenverlauf oder die Tonhöhe phonologisch distinktive, lexikalisch bedeutungsunterscheidende Funktion haben, werden als Tonsprachen bezeichnet. *(Glück)*

**Tonus:** muskulärer Spannungszustand. ↗Eutonie.

**Topos** bei *Aristoteles* der Ort, an dem die Argumente aufgefunden werden. Topoi bilden anerkannte formale Muster des Begründens (formale Topoi) oder als für die Fragestellung relevant eingeschätzte inhaltliche Kategorien (materiale Topoi). Topoi repräsentieren das allgemein Geltende, sie selbst sind neutral in Bezug auf die Fragestellung. *(Hannken-Illjes)* Es handelt sich um einen Begriff, der in verschiedenen Fachgebieten auch unterschiedlich genutzt wird.

**Transaktionale Analyse:** (TA) Konzept der Humanistischen Psychologie, entwickelt von dem US-amerikanischen Psychiater *Eric Berne*. Im deutschsprachigen Raum weiterentwickelt von *Schlegel*. Unterschieden werden beim Menschen drei Ich-Zustände, die in unterschiedlichen Ausprägungen als grundsätzliche Haltungen oder situationsbezogen zum Ausdruck kommen. Ich-Zustände werden verstanden als Verbindung aus Rationalität, Emotionalität und Verhalten. Spontanes Reagieren: Kindheits-Ich; überlegene Position: Eltern-Ich; rationale Autonomie: Erwachsenen-Ich. Kommunikationsstörungen entstehen, wenn in konkreten Kommunikationssituationen unterschiedliche Ich-Ausprägungen von Beteiligten aufeinander treffen. *(Schlegel)*

**Transkript:** ↗Notation.

**Transkription:** ↗Notationsverfahren.

**Trochäus:** ↗Versmaß. Wechsel von betonten und unbetonten Silben. Wird daher als fallendes Versmaß bezeichnet (Bsp.: ′Rede; ′Laute).

**Tropus:** Stilfigur. Wörter und Wendungen werden für andere Wörter und Wendungen gesetzt. Redeweise, die von ihrer ursprünglichen Bedeutung auf eine andere übertragen ist. (Bsp.: „Lebensabend" für Alter; „ein Schiff durch unruhige Gewässer steuern" für Regieren in unruhigen Zeiten). Zu den Tropen zählen z. B. ↗Litotes, ↗Metapher, ↗Synekdoche. *(Drux)*

**Turn:** Terminus aus der angewandten Gesprächsforschung. Sprecheinheit einer Person, solange sie das ↗Rederecht hat.

**-Beendigung:** (Turnabgabesignal/Turnübergabesignal) erfolgt durch die Sprechenden selbst, indem sie am Äußerungsende eine ↗übergangsrelevante Stelle konstituieren (↗Rederechtübergabesignal) oder turnintern durch eine erfolgreiche ↗Unterbrechung.

**-Haltesignal:** ein Unterbrechungsversuch wird abgewehrt mit Hilfe von distanzverringernden Parametern der ↗para- und ↗extraverbalen Ebene. Solche Parameter sind z. B. unverminderte ↗Lautstärke, intensivierte ↗Sprechspannung, erhöhtes ↗Sprechtempo, fehlende ↗Atempausen, ↗gestische und ↗kinesische Bewegungen in den kommunikativen Raum hinein.

**-Taking:** (Turnübernahme) sich das Rederecht nehmen (↗Selbstwahl) oder es erhalten (↗Fremdwahl). Beide Formen können an ↗übergangsrelevanten Stellen stattfinden. Die Selbstwahl kann auch kompetitiv (gleichzeitiges Kämpfen um das Rederecht) oder durch eine erfolgreiche ↗Unterbrechung erfolgen. ↗Sprechausdrucksmuster.

**TZI:** ↗Themenzentrierte Interaktion.

# U

**Überbetonung:** zu viele mögliche Betonungsstellen werden auch realisiert. Das lenkt die Aufmerksamkeit von den zentralen Aussagen ab. In der Lyrik führt es zum „Leierton".

**übergangsrelevante Stellen:** Begriff aus der angewandten ↗Gesprächsforschung. Stellen im Gesprächsverlauf, an denen ↗Sprecherwechsel stattfinden kann. Aus dem aktuellen ↗Rederecht heraus wird die ↗Äußerung inhaltlich abgerundet sowie ↗prosodisch abgeschlossen (fallende ↗Kadenz, Lösung der ↗Sprechspannung, ↗Atempause). Gestisch wird ↗Distanz aufgebaut (Zurücklehnen, Rücknahme der ↗Gestik aus dem Raum). ↗Sprechausdrucksmuster.

**Überlappung:** Begriff aus der angewandten ↗Gesprächsforschung. Während eine Person noch spricht, beginnt eine zweite bereits zu sprechen. Das bedroht bei ↗Rezipienzsignalen und bei ↗Einwürfen das ↗Rederecht nicht. Es bedroht dieses auch dann nicht, wenn die erste Äußerung ohnehin gerade beendet werden sollte, aber noch nicht ganz abgeschlossen war (verfrühte Übernahme). Sollte das Rederecht aber noch nicht abgegeben werden, so entsteht eine kompetitive Situation, ein Wettbewerb, ein Kampf um dieses Rederecht.

**überreden:** ↗Persuasionsprozess mit Hilfe emotionaler Aspekte mit dem Ziel einer kurzfristigen Einstellungsänderung.

**Überredungsrhetorik:** ↗überreden. Ein Ansatz der ↗Persuasion.

**Übersprungsgesten:** unreflektierte und unbedachte ↗Gesten zum Stressabbau im ↗Gespräch (z. B. Kratzen am Unterarm, Reiben an der Nase oder Zupfen an den Haaren).

**Überwindungsmodus:** Art und Weise, wie die Ausatmungsluft bei einer ↗Vokalbildung eine ↗Enge oder einen ↗Verschluss im Artikulationsraum überwindet (↗Reibung, ↗Sprengung, ↗nasale Öffnung). ↗Lautbildung. Eines von fünf Bestimmungskriterien von Vokalen (neben ↗Artikulationsstelle, ↗Artikulationsorgan, ↗Artikulationsart, Grad der ↗Stimmhaftigkeit).

**überzeugen:** ein Ansatz der ↗Persuasion. Ein transparenter, argumentativ gestützter Prozess mit dem Ziel, beim Gegenüber langfristige Einstellungs- und Verhaltensänderungen zu bewirken.

**Überzeugung(en):** durch rationales Abwägen von ↗Argumenten gewonnene Haltungen und Einstellungen.

**Überzeugungskraft:** gewinnt ein ↗Argument, wenn die Verknüpfung von Datum (Tatsachenbehauptungen) und Schlussfolgerung zwingend erscheint, wenn die Geltungsansprüche des ↗Topos allgemein gültigen Erfahrungen entsprechen. ↗Argumentation.

**Umgangssprache:** (Alltagssprache) Aussprachrealität (Aussprachestufe) unterhalb der ↗Standardaussprache. Der Standardsprache angenähert, jedoch mit vielen ↗Assimilationen und ↗Reduzierungen. Wird in Alltagsgesprächen in ungezwungenen Situationen genutzt.

**Umschrift:** Übertragung eines Systems sprachlicher Zeichen in ein anderes Zeichensystem (phonetisch: ↗IPA).
 **–, literarische:** (Bibliothekstranskription, Transliteration) Schreibung von Wörtern (insbesondere Eigennamen) fremder Sprachen mit Hilfe des orthographischen Systems (↗Graphemsystem) der Zielsprache: (Bsp.: Częstochowa -Tschenstochowa).
 **–, phonetische:** ↗Lautschrift. ↗Transkription. Ein System von Zeichen zur grafischen Darstellung der gesprochenen Sprache (Bsp.: Sprache – [ʃpʁaːxə]). ↗IPA.

**Unterbrechung(s):** sprachlicher Eingriff in einen laufenden ↗Turn. Übernahme des ↗Rederechts ohne ↗Rederechtübergabesignale von Seiten der Sprechenden. ↗Intervention.
 **-verhalten:** (1) eingesetzte ↗verbale, ↗para- und ↗extraverbale Parameter, um eine ↗Unterbrechung im ↗Gespräch zu erreichen. (2) Faires oder unfaires, empathisches oder rücksichtsloses Verhalten im Gespräch, um Rederecht zu erlangen.
 **-versuch:** ↗Intervention in einen laufenden ↗Turn. Kann erfolgreich oder erfolglos sein.

**Untersatz:** ↗Argumentation. ↗Syllogismus.

**Uvula:** Zäpfchen.

**uvular:** ↗Artikulationsstelle am Zäpfchen: stimmhaftes uvulares Zäpfchen-r [ʀ].

# V

**Velum:** ↗Gaumensegel.

**Ventiltönchen:** ↗Glottisschlag.

**verbal:** (lingual) Ebene der sprachlichen Zeichen. In der mündlichen ↗Kommunikation erfahren sie ihre Realisierung über die ↗paraverbalen Parameter (↗Lautstärke, ↗Lautdauer, Öffnungsgrad der ↗Vokale, Grad der ↗Stimmhaftigkeit etc.), sowohl auf ↗segmentaler als auch auf ↗suprasegmentaler (↗Prosodie) Ebene.
**non-:** ↗nonverbale Kommunikation. ↗paraverbal. ↗extraverbal.

**Verbalstil:** vermeidet häufige Substantivierungen, nutzt verbale Formulierungen. Verbalstil unterstützt die ↗Verständlichkeit besonders von gesprochenen Texten. Wirkt flüssiger (Bsp.: statt: „eine Entscheidung wurde gefällt", besser: „entscheiden").

**Vergleich:** (Comparatio) das Gegeneinandersetzen zweier Erscheinungen, wobei es einer gemeinsamen Bezugsgröße bedarf (Raum, Zeit Qualität etc.). Ein Vergleich kann sachlich oder logisch begründet sein (Bsp.: [a] ist stimmhafter als [k]) oder durch einen bildlichen Sprachgebrauch entstehen (Bsp.: „Das Gespräch war reinigend wie ein Sommergewitter"). *(Corneille)*

**Verhalten:** bezogen auf die mündliche ↗Kommunikation handelt es sich um wahrnehmbare Handlungen, Bewegungsvorgänge und Reaktionen von Personen. Da alles Wahrnehmbare kommunikativ aufgeladen werden kann *(Watzlawick)*, wird es interpretiert. Somit erhält Verhalten eine kommunikative Bedeutung.

**Verhandlung:** ↗Klärungsgespräch. Ein strittiger Sachverhalt als Ausgangspunkt zwischen mindestens zwei Parteien. Das Verhandlungsziel ist ein ↗Kompromiss, sonst ist die Verhandlung gescheitert. *Fisher, Ury* und *Patton* entwickelten ein spezifisches Verhandlungskonzept, das sog. Harvard-Konzept. Grundlage dieses Konzeptes ist die Maxime, dass eine Verhandlung partnerschaftlich und zum gegenseitigen Nutzen geführt werden sollte. Das wird auch als Win–Win-Situation bezeichnet. Zentral für diese Haltung ist die Frage nach den Interessen, die hinter den vordergründig erkennbaren Positionen bestehen.

**verhandeln:** prozessuale Handlung der ↗Verhandlung.

**verifizieren:** belegen, bestätigen (↗Argumente, Hypothesen). ↗Empirische Forschung.

**Vers:** gebundene Rede, charakterisiert durch eine regelmäßige Abfolge von betonten (Hebungen) und unbetonten (Senkungen) Silben. Dabei entspricht ein Vers einer Zeile.
   **-lehre:** (Metrik) Lehre von der metrisch-rhythmischen Struktur gebundener lyrischer Texte. ↗Metrum.
   **-maß:** spezifische metrische Schemata, Reihenfolge von betonten und unbetonten Silben (Taktarten), z. B. ↗Jambus und ↗Trochäus (zweigliedrig), ↗Anapäst oder ↗Daktylus (dreigliedrig). ↗Metrum.

**Versammlung(s):** (1) allgemein: öffentliches Zusammentreffen mehrerer (vieler) Personen zu gleicher Zeit an einem gleichen Ort aus einem gemeinsamen Anlass heraus. (2) Kommunikationsspezifisch: Treffen einer definierten (geschlossenen) Gruppe von Menschen (Vereinsmitglieder, Clubmitglieder) nach Einladung (z. B. Jahreshauptversammlung). Nicht öffentlich.

**-leitung:** die ausgewählte Person muss von der Mehrheit der Anwesenden akzeptiert sein. Die Versammlungsleitung hat die Aufgabe, den ordnungsgemäßen Ablauf der Versammlung zu garantieren (↗Tagesordnung), den Zeitplan einzuhalten, Wortmeldungen zu koordinieren, Ausgewogenheit zu beachten, inhaltlich zusammenzufassen. ↗Gesprächsleitung.

**Verschluss:** hier: bei der Artikulation der Verschlusslaute [p, t, k, b, d, g] Annäherung des ↗Artikulationsorgans (Zungenrücken) an den Gaumen so stark, dass die Ausatmungsluft nicht mehr entweichen kann. Erst wenn der Druck ausreichend stark ist, kann der Verschluss gesprengt werden.

**Verschlusslaut:** (Plosiv) ↗Explosiv.

**Verschriftlichung:** (Verschriftung) Übertragen einer gesprochenen Äußerung in einen geschriebenen Text. ↗Notation.

**Verständlichkeit:** (1) ↗auditiver Parameter. ↗Hörverständlichkeit. Gesprochenes wird mit Hilfe von ↗Sprechausdrucksmerkmalen (insbesondere der ↗Lautstärke und der ↗Artikulationsgenauigkeit) so gestaltet, dass es ↗auditiv aufgenommen werden kann. (2) Sprechende berücksichtigen Kriterien, welche die Aufnahme und Verarbeitung gesprochener Äußerungen erleichtern. Nach *Langer/Schulz von Thun/ Tausch* gehören dazu die Ausgewogenheit von ↗Redundanz und sprachlicher Knappheit, eine klare Gliederung und Ordnung der inhaltlichen Themen, ein zielgruppenorientiertes Abwägen zwischen Einfachheit und Komplexität. Und schließlich erleichtern Bilder, ↗Metaphern, Beispiele oder Erzählungen das Verstehen.

**Vibranten:** (Schwinglaute) Zungenspitzen-r [r] und Zäpfchen-r [ʀ].

**Videokonferenz:** mehrere Personen, die sich an verschiedenen Orten befinden, werden über eine entsprechende Software zusammengeschaltet. Eine solche Videokonferenz bedarf der ↗Moderation. Themen und Zielstellung sind vorab geklärt. Zur Videokonferenz muss eingeladen werden (das Kennwort mitgeteilt werden). Die mögliche Teilnehmerzahl ist je nach Software sehr unterschiedlich. Die Möglichkeiten der Teilhabe (nur zuhören/zusehen, sich am Gespräch beteiligen können, Meinungen im ↗Chat mitteilen können) werden zu Beginn der Videokonferenz erläutert.

**Vier-Seiten-einer-Nachricht-Modell:** *(Schulz von Thun)* ↗Kommunikationsmodell, das davon ausgeht, dass jede Nachricht, jede gesprochene Reihenfolge von betonten und unbetonten Silben und jede Äußerung auf vier Ebenen wirkt: auf der ↗Sach-, ↗Appell-, ↗Beziehungs- und ↗Selbstoffenbarungsebene (↗Nachrichtenquadrat). Gleichzeitig zeigt das Modell, dass diese Ebenen auch beim Zuhören wahrgenommen werden (Vier-Ohren-Modell). In einem konkreten ↗Kommunikationsprozess dominiert jeweils eine Seite. Wenn beim Senden einer Nachricht eine andere Seite dominant ist (z. B. Appellebene), als beim Hören wahrgenommen wurde (z. B. Beziehungsebene), können Kommunikationskonflikte entstehen. ↗Botschaft. ↗Missverständnis.

**Vitalatmung:** lebensnotwendige Primärfunktion der ↗Atmung: Aufnahme von Sauerstoff aus der Luft, Gasaustausch im Blut, Abgabe von Kohlendioxyd. Dieser vitale Prozess wird zur ↗Stimmerzeugung genutzt (Sekundärfunktion). ↗Atmung.

**vokal:** ↗paraverbal.

**Vokale:** sind Mundöffnungslaute, d. h. im Mundraum wird dem Ausatmungsstrom kein hemmendes Hindernis entgegengesetzt. Vokale unterscheiden sich in ihrer ↗Quantität (Länge) und ihrer ↗Qualität (Klangfarbe). Die Quantität wird durch die Spannung, die Qualität durch den Grad der Mundöffnung und Zungenhebung hervorgerufen. Nach der Stelle der Zungenhebung sind Vorderzungen-, Mittelzungen- und Hinterzungenvokale zu unterscheiden, nach dem Grad der ↗Zungenhebung werden Flachzungen-, Mittelzungen- und Hochzungenvokale differenziert. Alle Vokale sind immer stimmhaft. ↗Vokalviereck. Einige werden mit Lippenrundung gesprochen.

**-bildung:** Vokale werden durch das Zusammenspiel von Artikulationsspannung, Lippenbewegung und Zungenhebung gebildet. Vordere Vokale [ɪ, iː, ɛ, eː, ɛː, ʏ, yː, œ, ø:] entstehen durch die Hebung der Vorderzunge. Hintere Vokale [ʊ, uː, ɔ, o:] entstehen durch die Hebung des hinteren Zungenteils. Zentralvokale [ə, ɐ, a, aː] durch Hebung im Bereich der Mittelzunge. Die Zungenhebung ist jedoch nie so stark, dass ein Hindernis entstünde. Lippenrundung besteht bei [ɔ, o:, ʊ, u:, ʏ, y:, œ, ø:]. Im Deutschen sind die gespannten Vokale in der Regel lang. ↗Qualität. ↗Quantität. ↗Vokalviereck.

**-neueinsatz:** ↗Glottisschlag. Im Wort- und Silbenanlaut werden ↗Vokale mit einem Glottisschlag neu eingesetzt.

**-phonem:** das Deutsche besitzt 16 Vokalphoneme und drei ↗Diphthonge. Hinzu kommen die vokalische Realisierung des Phonems /r/ in Endsilben und auslautend nach gespanntem Vokal als vokalisches bzw. vokalisiertes [ɐ].

**-qualität:** ↗Klangfarbe. ↗Qualität. Differenziert nach offenen (weiten) und geschlossenen (engen) Vokalen.

**-quantität:** Dauer. ↗Quantität. Differenziert nach langen (gespannten) und kurzen (ungespannten) Vokalen.

**-trakt:** ↗Ansatzrohr.

**-viereck:** schematische Darstellung der Mundhöhle im Sagittalschnitt. Markiert sind die ↗Artikulationsstellen und der Grad der ↗Zungenhebung der ↗Vokale.

**Zentral-:** Vokal, der durch mittelhohe Hebung des mittleren Zungenteils artikuliert wird, ohne ↗Lippenrundung und ohne große Artikulationsspannung, mit geringer Mundöffnung: [ə]. Besteht in unbetonten Präfixen und durch Reduzierung in Endsilben. ↗Schwa-Laut.

**vokalisches r:** der ↗Schwinglaut r (↗Konsonant) wird durch ↗Koartikulation und ↗Assimilation in bestimmten Positionen (nach langen Vokalen und in Prä- und Suffixen) vokalisiert: [ɐ].

**Vollatmung:** (Brust-Bauchatmung, costoabdominale Atmung, Tiefatmung, ↗Zwerchfell-Flankenatmung) Kombination aus Zwerchfell-, Bauch- und Flankenatmung (kombinierte ↗Atmung). Durch das Senken des Zwerchfells, und das Heben der Rippenbögen entsteht die bestmögliche Weitung der Lungenflügel bei der Einatmung. ↗Atmung. ↗Zwerchfell-Flankenatmung.

**Vollregister:** ↗Brustregister.

**Voraussetzungsfrage:** ↗Fragen.

**Vorfrage:** ↗Fragen.

**Vorgespräch:** im Vorfeld des eigentlichen Gesprächsprozesses werden organisatorische Fragen oder Aspekte der Schwerpunktsetzung unter den Beteiligten geklärt.

**Vorlesung:** spezifische Form der Wissensvermittlung in akademischen Kontexten. Lehrende entfalten komplexe Themenzusammenhänge in zusammenhängender ↗Rede. In der ursprünglichen Form nur virtuell dialogisch. Inzwischen wurden interaktive Formate entwickelt (z. B. ↗Murmelgruppen, ↗MOOC, ↗Live Voting).

**Vorteilsargumente:** Aspekt in ↗Verhandlungen. In der eigenen ↗Argumentation wird versucht, die Interessen der Gegenseite zu berücksichtigen, um besser überzeugen oder eher einen Kompromiss erreichen zu können (Bsp.: „Aus Ihrer Sicht kann ich Ihre Argumente durchaus verstehen, aber …"). Auf diese Weise kann eine ↗Win–Win-Situation entstehen. ↗AIDA-Modell. ↗Kompromiss.

**Vortrag:** ↗Sachvortrag. ↗Sachreferat.

**Vortragskunst:** *(Krech)* Sprechkunst. ↗Ästhetische Kommunikation.

**Vorwegnahme:** (Antizipation) Argumente der Gegenseite werden im Voraus thematisiert. ↗Einwand-Vorwegnahme.

# W

**Wahrnehmung(s):** Aufnahme, Verarbeitung und Weiterleitung von äußeren Reizen durch alle Sinnesorgane. ↗Phonematisches Hören. ↗Hörverstehen.

 **–, auditive:** Aufnahme, Verarbeitung und Weiterleitung akustischer Reize.

 **Eigen-:** (Selbstwahrnehmung) hier: reflektiertes Erfassen der eigenen Hör- und Sprechleistung. ↗Selbstbild.

 **Fremd-:** hier: reflektiertes Erfassen der eigenen Hör- und Sprechleistung durch eine andere Person. ↗Fremdbild.

 **-störung, auditive:** Störungen zentraler Prozesse des Hörens. Betroffen sind z. B. Geräuschlokalisation, Lautstärkeerfassung, Tonhöhenzuordnung. *(Franke)* ↗Hörstörung.

**Webinar:** online-Seminar (**Web**basiertes Sem**inar**). ↗Seminar.

**widerlegen:** ↗falsifizieren.

**Widerlegung:** ↗Refutatio. Darlegung der Unrichtigkeit eines ↗Arguments des Gegenübers.

**Wiederholungen:** innerhalb einer Äußerung Wiederkehr von ↗Argumenten, ↗Schlüsselwörtern oder Vereinbarungen. Verstärkt die Intensität des Gesagten. Nachdrücklichkeit. Stützt das ↗Hörverstehen. ↗Redundanz.

**Win-Win-Situation:** im Verlaufe einer ↗Verhandlung können beide Seiten einen Vorteil erlangen. Wird daher auch als Doppel-Sieg-Strategie bezeichnet. ↗Kompromiss. ↗Verhandlung. ↗Vorteilsargumente.

**Wirkung(s):** (Wirksamkeit) Eindruck, den eine sprachliche ↗Äußerung beim Gegenüber erzielt. Welche Wirkung erzielt wurde, entscheidet immer das Gegenüber. Wirkungsabsicht und Wirkung müssen nicht übereinstimmen. Je gezielter die sprachlichen und argumentativen Mittel und die ↗Sprechausdrucksmittel für die ↗Kommunikationssituation und die Zielgruppe ausgewählt werden (↗Angemessenheit), desto eher lässt sich die gewünschte Wirkung auch erreichen. ↗Sprechwirkung.
    **-absicht:** das mit einer ↗Sprechhandlung verfolgte Ziel.
    **-faktoren:** grundsätzlich betrachtet sind ↗Verständlichkeit und situationale ↗Angemessenheit die Hauptfaktoren der Wirksamkeit, verbunden mit Glaubwürdigkeit (↗Logos, ↗Ethos, ↗Pathos). Gezielt situationsbezogen eingesetzte Parameter der ↗Redesprache (Übersichtlichkeit, ↗Struktur, ↗Prägnanz, ↗Verbalstil, ↗Redundanz), der ↗Sprechausdrucksmittel und des ↗Körperausdrucks unterstützen die gewünschte ↗Kommunikationsabsicht.

**Wirtschaftsrhetorik:** (Corporate Speaking) sektorale ↗Rhetorik in kommunikativen Prozessen (extern und intern) von Industrie-, Finanz- und Dienstleistungsunternehmen. *(Wachtel)*

**Wortakzent:** betonte Silbe eines Wortes. Die Hervorhebung kann durch einen dynamischen, melodischen oder temporalen ↗Akzent markiert werden.

# Z

**Zahndamm:** ↗Alveolen.

**Zahnreihenabstand:** (Mundöffnungsweite) hat insbesondere Bedeutung für die Vokalbildung. Je größer die Mundöffnung, desto intensiver die Abstrahlkraft und ↗Resonanz der ↗Vokale. Beim /i/ ist der Abstand am geringsten, beim /a/ am größten. Zu geringer Zahnreihenabstand führt zu schlechter ↗Verständlichkeit („nuscheln").

**Zäpfchen:** (Uvula) im Gaumenbogen, am Ende des weichen Gaumens, sichtbares zapfenförmiges Gebilde. An seiner rückwärtigen Seite endet das ↗Gaumensegel, das durch Kontraktion in Verbindung mit der Rachenringmuskulatur den Weg zum Nasenraum verschließen kann. Damit ist es insbesondere für die Bildung der Verschlusslaute [p, t, k, b, d, g] von Bedeutung. Außerdem ist es das artikulierende Organ des Zäpfchen-r [ʀ].

**Zäsur:** Einschnitt, Pause, Gliederungselement. In gestalteten Texten wird der Übergang vom Spannungsaufbau (Aufast) zum Spannungsabbau (Abast) oftmals durch eine ↗Staupause (Fuge) sprecherisch markiert. *(Winkler)* Diese Zäsur ist ein kurzes sprecherisches Innehalten bei gleichbleibender ↗Sprechspannung. Einige ↗Versformen werden rhythmisch in der Mitte durch eine Zäsur geteilt (Bsp.: Alexandriner: „Was dieser heute bawt/ reist jener morgen ein" *Gryphius*).

**Zeichen:** stehen stellvertretend für etwas Bezeichnetes. Sie haben eine konventionalisierte Form (Wort, Geste, Bild). Erst im ↗Kommunikationsprozess wird der Bezug zum Bezeichneten hergestellt, wird Bedeutung aktualisiert. *(Glück)* ↗Semiotisches Dreieck.

**-funktion:** ↗Organon-Modell. *(Bühler)*

**Zeilenschreibung:** ↗Notationsverfahren.

**–, integrierte:** ↗Notationsverfahren, bei welchem alle den Text begleitenden ↗para- oder ↗extraverbalen Parameter (↗Lautstärke, ↗Akzent, ↗Sprechtempo, ↗Gesten etc.) mit Hilfe von Zusatzzeichen in die Textzeile integriert werden.

**Zielsatz:** ↗Zwecksatz.

**Zischlaut:** eher umgangssprachliche Bezeichnung für [s, ʃ, ç].

**Zitieren:** (1) im Kontext von sprechkünstlerischem Textsprechen handelt es sich um erste sprecherische Annäherungen an den Text, zunächst noch mit geringem Einsatz von ↗Sprechausdrucksmitteln. Von dieser Phase ausgehend wird der Text sprecherisch vertieft (↗Rezitation). (2) Bewusste Zurücknahme von ↗Sprechausdrucksmitteln, um eine offene Sichtweise auf den Text zu ermöglichen. (3) Wörtliche Wiedergabe eines fremden Textes unter präziser Quellenangabe.

**Zuhören:** ↗aktives Zuhören.

**Zungenhebung:** Stelle und Grad der Zungenhebung entscheiden über die ↗Klangfarbe der ↗Vokale und damit über die Vokalklassen. Die Stelle der Zungenhebung führt zur Unterscheidung in Vorderzungen-, Mittelzungen- und Hinterzungenvokale. Der Grad der Zungenhebung differenziert Flachzungen-, Mittelzungen- und Hochzungenvokale. ↗Vokalviereck.

**Zuruffrage:** ↗Fragen.

**Zusammenfassung:** inhaltlich komprimierte und auf das Wesentliche reduzierte Wiedergabe der Inhalte eines kommunikativen Prozesses. Dient der Ergebnissicherung. Zusammenfassungen stehen am Ende eines Arbeitsprozesses oder markieren den Abschluss von Teilthemen.

**Zwecksatz:** komprimierte Formulierung des intendierten Redeziels. ↗Fünfsatz.

**Zwerchfell:** (Diaphragma) kräftige, kuppelförmig gewölbte Muskelplatte. Trennt Brust- und Bauchraum voneinander. Wichtigster Einatmungsmuskel. ↗Atmung.

**Zwerchfell-Flanken-Atmung:** (costoabdominale Atmung, ↗Vollatmung, Brust-Bauchatmung) durch das Senken des Zwerchfells und das Heben der Rippenbögen entsteht die bestmögliche Weitung der Lungenflügel bei der Einatmung. ↗Atmung.

**Zwischenatmung:** hörbarer hastiger Einatmungsprozess innerhalb einer Sprechsequenz. Folgt nicht der Sinnstruktur. Kann die ↗Verständlichkeit erschweren.

# Literatur

Alexander, Gerda und Karin Schaefer. 2012 (1976). *Eutonie: ein Weg der körperlichen Selbsterfahrung*. 10. Aufl. Bern: Huber.
Allhoff, Dieter W. 1989. Die Übungsdebatte in der Gesprächspädagogik. *Sprechen* 7 (1989), I, 14–20.
Anders, Lutz Christian und Tadeus Nawka. 1996. *Die auditive Bewertung heiserer Stimmen nach dem RBH-System*. 2 CDs mit Begleitheft. Stuttgart: Thieme.
Austin, John Langshaw. 2002 (1963). *How to do things with words: the William James lectures delivered at Harvard University in 1955*. 20. Printing. Cambridge, Mass: Harvard University Press.
Bandler, Richard, John Grinder und Virginia Satir. 2012 (1978). *Mit Familien reden. Gesprächsmuster und therapeutische Veränderung*. 8. Aufl. Stuttgart: Klett.
Bartsch, Elmar. 1990. Grundlinien einer „kooperativen Rhetorik". In *Ermunterung zur Freiheit. Rhetorik und Erwachsenenbildung*. Hrsg. Hellmut Geißner, 37–49. Frankfurt/M.: Scriptor.
Beck, Klaus. 2013 (2006). Medien. In *Lexikon Kommunikations- und Medienwissenschaft*. Hrsg. Günter Bentele, Hans-Bernd Brosius und Otfried Springer, 201–202. 2. Aufl. Wiesbaden: Springer.
Becker-Mrotzek, Michael. 1992. *Studienbibliographie Sprachwissenschaft. Bd. 4: Diskursforschung und Kommunikation in Institutionen*. Heidelberg: Groos.

Benesch, Hellmuth. 2006 (1987). *dtv-Atlas zur Psychologie*. 2 Bde. 8. Aufl. München: Deutscher Taschenbuchverlag.
Bentele, Günter. 2013 (2006). Lasswell-Formel. In *Lexikon Kommunikations- und Medienwissenschaft*. Hrsg. Günter Bentele, Hans-Bernd Brosius und Otfried Springer, 182. 2. Aufl. Wiesbaden: Springer.
Berne, Eric. 1973. *Transactional Analysis in Psychotherapie*. New York: Ballantine Book.
Bialluch, Kathrin. 2011 (2004). Dyslalien. In *Grundlagen der Sprechwissenschaft und Sprecherziehung*. Hrsg. Marita Pabst-Weinschenk, 213–221. 2. Aufl. München/Basel: Reinhardt.
Böhler, Dietrich und Horst Gronke. 1994. Diskurs. In *Historisches Wörterbuch der Rhetorik*. Hrsg. Gert Ueding, Bd. 2, 764–819. Tübingen: Niemeyer.
Böhler, Dietrich und Gregori Katsakoulis. 1994. Diskussion. In *Historisches Wörterbuch der Rhetorik*. Hrsg. Gert Ueding, Bd. 2, 819–831. Tübingen: Niemeyer.
Bönsch, Manfred und Astrid Kaiser. 2002. *Unterrichtskonzepte und -techniken. Bd. 1: Unterrichtsmethoden – kreativ und vielfältig*. Baltmannsweiler: Schneider-Verlag Hohengehren.
Borsch, Frank. 2019 (2010). *Kooperatives Lernen. Theorie, Anwendung, Wirksamkeit*. 3. Aufl. Stuttgart: Kohlhammer.
Braak, Ivo und Martin Neubauer. 2001 (1965). *Poetik in Stichworten: Literaturwissenschaftliche Grundbegriffe. Eine Einführung*. 8. Aufl. Stuttgart: Gebrüder Borntraeger Verlagsbuchhandlung.
Braun, Angelika und Christa M. Heilmann. 2012. *SynchronEmotion*. Frankfurt/M.: Lang.
Braun, Maximilian. 2005. Prolepsis. In *Historisches Wörterbuch der Rhetorik*. Hrsg. Gert Ueding, Bd. 7, 196–201. Tübingen: Niemeyer.
Brügge, Walburga und Katharina Mohs. 2019 (1994). *Therapie funktioneller Stimmstörungen. Übungssammlung zu Körper, Atem, Stimme*. 8. Aufl. München: Reinhardt.
Bühler, Karl. 1999 (1934). *Sprachtheorie: die Darstellungsfunktion der Sprache*. Nachdruck 3. Aufl. Stuttgart: Lucius & Lucius.
Buzan, Tony. 2020 (2013). *Das Mind-Map-Buch: die beste Methode zur Steigerung Ihres geistigen Potentials*. 3. Aufl. München: mvg-Verlag.
Calboli Montefusco, Lucia. 1994. Dispositio. In *Historisches Wörterbuch der Rhetorik*. Hrsg. Gert Ueding, Bd. 2, 831–839. Tübingen: Niemeyer.
Coblenzer, Horst und Franz Muhar. 2002 (1976). *Atem und Stimme. Anleitung zum guten Sprechen*. 19. Aufl. Wien: ÖBV.

Cohn, Ruth. 2009 (1975). *Von der Psychoanalyse zur Themenzentrierten Interaktion. Von der Behandlung einzelner zu einer Pädagogik für alle. Konzepte der Humanwissenschaften.* 16. Aufl. Stuttgart: Klett-Cotta.
Crosby, Faye und Linda Nyquist. 1976. The female register: an empirical study of Lakoffs hypotheses. *Language and Society* 6, 313–322.
Dieckmann, Walter. 1985. Wie redet man „zum Fenster hinaus"? In *Gesprächsforschung im Vergleich. Analysen zur Bonner Runde nach der Hessenwahl 1982.* Hrsg. Wolfgang Sucharowski, 54–76. Tübingen: Niemeyer.
Dietz, Richard. 1994. Eristik. In *Historisches Wörterbuch der Rhetorik.* Hrsg. Gert Ueding, Bd. 2, 1389–1414. Tübingen: Niemeyer.
Dilthey, Wilhelm. 1962 (1924). *Gesammelte Werke Bd. 5: Die geistige Welt. Einleitung in die Philosophie des Lebens. Erste Hälfte: Abhandlung zur Grundlegung der Geisteswissenschaften.* 5. Aufl. Leipzig: Teubner.
Dorn, Matthias. 2011 (2004). Medienrhetorik. In *Grundlagen der Sprechwissenschaft und Sprecherziehung.* Hrsg. Marita Pabst-Weinschenk, 153–162. 2. Aufl. München/Basel: Reinhardt.
Drews, Lydia. 1992. Aposiopese. In *Historisches Wörterbuch der Rhetorik.* Hrsg. Gert Ueding, Bd. 1, 828–829. Tübingen: Niemeyer.
Drux, Rudolf. 2009. Tropus. In *Historisches Wörterbuch der Rhetorik.* Hrsg. Gert Ueding, Bd. 9, 809–830. Tübingen: Niemeyer.
Eckert, Hartwig. 2011 (2004). Atmung und Stimme. In *Grundlagen der Sprechwissenschaft und Sprecherziehung.* Hrsg. Marita Pabst-Weinschenk, 21–32. 2. Aufl. München/Basel: Reinhardt.
Ehlich, Konrad und Jochen Rehbein. 1976. Halbinterpretative Arbeitstranskriptionen (HIAT). *Linguistische Berichte* 45, 21–41.
Ehlich, Konrad und Jochen Rehbein. 1982. *Augenkommunikation. Methodenreflexion und Beispielanalyse.* Amsterdam: Benjamins.
Ekman, Paul und Wallace V. Friesen. 1969. The Repertoire of Nonverbal Behavior: Categories, Origins, Usage and Coding. *Semiotika I*, 49–98.
Engels, Johannes. 1996. Genera causarum. In *Historisches Wörterbuch der Rhetorik.* Hrsg. Gert Ueding, Bd. 3, 701–721. Tübingen: Niemeyer.
Engels, Johannes. 2003. Partes orationis. In *Historisches Wörterbuch der Rhetorik.* Hrsg. Gert Ueding, Bd. 6, 666–678. Tübingen: Niemeyer.
Fernau-Horn, Helene. 1977 (1969). *Die Sprechneurosen. Aufbau, Wesen, Prinzip und Methode der Behandlung.* 3. Aufl. Stuttgart: Hippokrates.
Festinger, Leon. 2020 (1978). *Theorie der kognitiven Dissonanz.* 3. Aufl. Bern: Huber.

Fisher, Roger, William Ury und Bruce Patton. 2015 (1983). *Das Harvard-Konzept: die unschlagbare Methode für beste Verhandlungsergebnisse*. 25. Aufl. Frankfurt/M./New York: Campus.
Francke, Ulrike. 2016 (1978). *Logopädisches Handlexikon*. 9. Aufl. München: Reinhardt.
Fröschels, Emil. 1952. Chewing method as a therapy. *Archives of Otolaryngology Chicago* 56 (1952), 427–434.
Fuchs, Marianne. 2013 (1974). *Funktionelle Entspannung. Theorie und Praxis eines körperbezogenen Psychotherapieverfahrens*. 7. Aufl. Stuttgart: Hippokrates.
Geißner, Hellmut. 1984. Über Hörmuster. In *Hören und Beurteilen*. Hrsg. Norbert Gutenberg, 13–56. Frankfurt/M.: Scriptor.
Geißner, Hellmut. 1986 (1975). *Rhetorik und politische Bildung*. 3. Aufl. Kronberg: Scriptor.
Geißner, Hellmut. 1986 (1982). *Sprecherziehung. Didaktik und Methodik der mündlichen Kommunikation*. 2. Aufl. Königstein: Scriptor.
Geißner, Hellmut. 1988 (1981). *Sprechwissenschaft. Theorie der mündlichen Kommunikation*. 2. Aufl. Frankfurt/M.: Scriptor.
Geißner, Hellmut. 1996. Fünfsatz. In *Historisches Wörterbuch der Rhetorik*. Hrsg. Gert Ueding, Bd. 3, 484–487. Tübingen: Niemeyer.
Geißner, Hellmut. 2000. *Kommunikationspädagogik: Transformationen der 'Sprech'-Erziehung*. St. Ingbert: Röhrig.
Geißner, Hellmut. 2007. Sprechdenken. In *Historisches Wörterbuch der Rhetorik*. Hrsg. Gert Ueding, Bd. 8, 1246–1258. Tübingen: Niemeyer.
Geißner, Hellmut. 2007. Sprecherziehung. In *Historisches Wörterbuch der Rhetorik*. Hrsg. Gert Ueding, Bd. 8, 1258–1269. Tübingen: Niemeyer.
Geißner, Hellmut. 2007. Sprechwissenschaft. In *Historisches Wörterbuch der Rhetorik*. Hrsg. Gert Ueding, Bd. 8, 1276–1289. Tübingen: Niemeyer.
Geißner, Ursula. 1975. Das Gesprächsverlaufssoziogramm. In *Rhetorik und Pragmatik*. Hrsg. Hellmut Geißner, 49–82. Ratingen/Kastellaun: Henn.
Glück, Helmut und Michael Rödel. 2016 (1993). *Metzler Lexikon Sprache*. 5. Aufl. Stuttgart/Weimar: J. B. Metzler.
Gordon, Thomas. 2012 (1970). *Familienkonferenz*. Hamburg: Hoffman und Campe.
Grondin, Jean. 1996. Hermeneutik. In *Historisches Wörterbuch der Rhetorik*. Hrsg. Gert Ueding, Bd. 3, 1350–1374. Tübingen: Niemeyer.
Gutenberg, Norbert. 1984. Hermeneutisch-analytische Notation (HAN). Ein Verfahren zur Notation von Sprechausdruck in Gesprächen. In *Hören und

*Beurteilen. Gegenstand und Methode in Sprechwissenschaft, Sprecherziehung, Phonetik, Linguistik und Literaturwissenschaft*. Hrsg. Norbert Gutenberg, 177–208. Frankfurt/M.: Scriptor.

Gutenberg, Norbert. 2001. *Einführung in die Sprechwissenschaft und Sprecherziehung*. Frankfurt/M.: Lang.

Haase, Martina. 2011 (2004). Beispiel für eine sprechkünstlerische Erarbeitung. In *Grundlagen der Sprechwissenschaft und Sprecherziehung*. Hrsg. Marita Pabst-Weinschenk, 203–209. 2. Aufl. München/Basel: Reinhardt.

Habermas, Jürgen. 2019 (1981). Theorie des kommunikativen Handelns. 11. Aufl. Frankfurt/M.: Suhrkamp.

Halsall, Albert W. 1992. Apostrophe. In *Historisches Wörterbuch der Rhetorik*. Hrsg. Gert Ueding, Bd. 1, 830–836. Tübingen: Niemeyer.

Hammer, Sabine S. 2017 (2003). *Stimmtherapie mit Erwachsenen. Was Stimmtherapeuten wissen müssen*. 6. Aufl. Heidelberg/Berlin: Springer.

Hannken-Illjes, Kati. 2018. *Argumentation. Einführung in die Theorie und Analyse der Argumentation*. Tübingen: Narr.

Heike, Georg. 1969. *Suprasegmentale Analyse*. Marburg: Elwert.

Heilmann, Christa M. 2002. *Interventionen im Gespräch. Neue Ansätze der Sprechwissenschaft*. Tübingen: Niemeyer.

Heilmann, Christa M. 2011 (2004). Geschlechtstypische Unterschiede. In *Grundlagen der Sprechwissenschaft und Sprecherziehung*. Hrsg. Marita Pabst-Weinschenk, 162–171. 2. Aufl. München/Basel: Reinhardt.

Heilmann, Christa M. 2011 (2009). *Körpersprache richtig verstehen und einsetzen*. 2. Aufl. München/Basel: Reinhardt.

Hess-Lüttich, Ernest W.B. 1994. Dialog. In *Historisches Wörterbuch der Rhetorik*. Hrsg. Gert Ueding, Bd. 2, 606–621. Tübingen: Niemeyer.

Hirano, Minoru, Satoshi Kurita and Torahiko Nakashima. 1981. The structure of the vocal folds. In: *Vocal Folds Physiology. Proceedings of the Conference: held in Kurume*. Eds. Stevens, Kenneth N. and Minoru Hirano. 33–44. Tokyo: University of Tokyo Press.

Hirschfeld, Ursula und Eberhard Stock. 2013. Normphonetik – Orthoepie. In *Einführung in die Sprechwissenschaft*. Hrsg. Ines Bose, Ursula Hirschfeld, Baldur Neuber und Eberhard Stock, 47–60. Tübingen: Narr.

Hirschfeld, Ursula und Eberhard Stock. 2013. Phonologische Grundlagen des Deutschen. In *Einführung in die Sprechwissenschaft*. Hrsg. Ines Bose, Ursula Hirschfeld, Baldur Neuber und Eberhard Stock. 27–47. Tübingen: Narr.

Hoppmann, Manfred. 2012. Redefreiheit. In *Historisches Wörterbuch der Rhetorik*. Hrsg. Gert Ueding, Bd. 10: Nachträge, 1021–1029. Tübingen: Niemeyer.
Husson, Raoul. 1962. Physiologie de la Phonation. Paris: Masson & Cie.
Jacobson, Edmund. 2019 (1990). *Entspannung als Therapie: progressive Relaxation in Theorie und Praxis*. 9. Aufl. Stuttgart: Klett-Cotta.
Kalivoda, Gregor und Thomas Zinsmaier. 2005. Rhetorik. In *Historisches Wörterbuch der Rhetorik*. Hrsg. Gert Ueding, Bd. 7, 1423–1429. Tübingen: Niemeyer.
Kallmeyer, Werner und Fritz Schütze. 1976. Konversationsanalyse. In *Studium Linguistik I*, 1–28.
Kalverkämper, Hartwig. 1998. Körpersprache. In *Historisches Wörterbuch der Rhetorik*. Hrsg. Gert Ueding, Bd. 4, 1339–1371. Tübingen: Niemeyer.
Kammhuber, Stefan. 2011 (2004). Interkulturelle Aspekte. In *Grundlagen der Sprechwissenschaft und Sprecherziehung*. Hrsg. Marita Pabst-Weinschenk, 171–180. 2. Aufl. München/Basel: Reinhardt.
Kienast, Miriam. 2002. *Phonetische Veränderungen in emotionaler Sprechweise*. Aachen: Shaker.
Kienpointer, Manfred. 1998. Inventio. In *Historisches Wörterbuch der Rhetorik*. Hrsg. Gert Ueding, Bd. 4, 561–587. Tübingen: Niemeyer.
Klein, Josef. 1992. Beweis, Beweismittel. In *Historisches Wörterbuch der Rhetorik*. Hrsg. Gert Ueding, Bd. 1, 1528–1548. Tübingen: Niemeyer.
Knape, Joachim. 1994. Elocutio. In *Historisches Wörterbuch der Rhetorik*. Hrsg. Gert Ueding, Bd. 2, 1022–1083. Tübingen: Niemeyer.
Knape, Joachim. 2003. Narratio. In *Historisches Wörterbuch der Rhetorik*. Hrsg. Gert Ueding, Bd. 6, 98–106. Tübingen: Niemeyer.
Kneepkens, Corneille H. 1994. Comparatio. In *Historisches Wörterbuch der Rhetorik*. Hrsg. Gert Ueding, Bd. 2, 293–299. Tübingen: Niemeyer.
Koch, Peter und Wulf Oesterreicher. 1986. Sprache der Nähe – Sprache der Distanz. Mündlichkeit und Schriftlichkeit im Spannungsfeld von Sprachgeschichte und Sprachtheorie. In *Romanistisches Jahrbuch* 36, 15–43.
Kopfermann, Thomas. 2011 (2004). Pädagogische und didaktisch-methodische Grundlagen der Sprecherziehung. In *Grundlagen der Sprechwissenschaft und Sprecherziehung*. Hrsg. Marita Pabst-Weinschenk, 287–299. 2. Aufl. München/Basel: Reinhardt.
Kotthoff, Helga. 1991. Interaktionsstilistische Unterschiede im Gesprächsverhalten der Geschlechter: Unterbrechungen und Themenkontrolle als Stilmittel. In *Stil – Stilistik – Stilisierung*. Hrsg. Eva Neuland und Helga Bleckwenn, 131–147. Frankfurt/M.: Lang.

Kotthoff, Helga. 1993. Unterbrechungen, Überlappungen und andere Interventionen. *Deutsche Sprache,* H. 2, 162–185.
Kotthoff, Helga. 1996. Die Geschlechter in der Gesprächsforschung. Hierarchien, Theorien, Ideologien. In *Differenzen – diesseits und jenseits von Geschlechterfixierungen.* Hrsg. Maria Kublitz-Kramer und Eva Neuland. *Deutschunterricht 1,* 9–15.
Kraus, Manfred. 2001. Logos. In *Historisches Wörterbuch der Rhetorik.* Hrsg. Gert Ueding, Bd. 5, 624–653. Tübingen: Niemeyer.
Kraus, Manfred. 2003. Pathos. In *Historisches Wörterbuch der Rhetorik.* Hrsg. Gert Ueding, Bd. 6, 689–701. Tübingen: Niemeyer.
Kraus, Manfred. 2009. Syllogismus. In *Historisches Wörterbuch der Rhetorik.* Hrsg. Gert Ueding, Bd. 9, 269–298. Tübingen: Niemeyer.
Krech, Eva-Maria. 1987. *Vortragskunst. Grundlagen der sprechkünstlerischen Gestaltung von Dichtung.* Leipzig: Bibliographisches Institut.
Krech, Eva-Maria, Eberhard Stock, Ursula Hirschfeld und Lutz-Christian Anders. 2009. Hrsg. *Deutsches Aussprachewörterbuch.* Berlin: de Gruyter.
Kühn, Christine. 2002. *Körper-Sprache. Elemente einer sprachwissenschaftlichen Explikation nonverbaler Kommunikation.* Frankfurt/M.: Lang.
Lämke, Ortwin. 2011 (2004). Grundlagen des interpretierenden Textsprechens. In *Grundlagen der Sprechwissenschaft und Sprecherziehung.* Hrsg. Marita Pabst-Weinschenk, 182–191. 2. Aufl. München/Basel: Reinhardt.
Langer, Inghard, Friedemann Schulz von Thun und Reinhard Tausch. 2019 (1981). *Sich verständlich ausdrücken.* 11. Aufl. München/Basel: Reinhardt.
Lemke, Sigrun. 2012 (2006). *Sprechwissenschaft/Sprecherziehung.* Frankfurt/M.: Lang.
Lewis, Elias St. Elmo. 1985 (1908). *Financial Advertising. The History of Advertising.* Reprint. New York: Garland.
Lindner, Gerhart. 1969. *Einführung in die experimentelle Phonetik.* Berlin: Akademie-Verlag.
Luft, Joe und Harry Ingham. 1961. *Human Relations Training News.* Nat. Education Ass.: Washington.
Lüschow, Frank, Marita Pabst-Weinschenk und Elke Zitzke. 2011 (2004). Gesprächsleitung und Moderationsmethodik. In *Grundlagen der Sprechwissenschaft und Sprecherziehung.* Hrsg. Marita Pabst-Weinschenk, 144–153. 2. Aufl. München/Basel: Reinhardt.
Luther, Henning. 1992. Advocatus dei/Advocatus diaboli. In *Historisches Wörterbuch der Rhetorik.* Hrsg. Gert Ueding, Bd. 1, 131–139. Tübingen: Niemeyer.

Macke, Gerd et al. 2018 (2008). *Kompetenzorientierte Hochschuldidaktik; lehren – vortragen – prüfen – beraten, mit überarbeiteter Methodensammlung „Besser lernen".* Weinheim: Beltz.
Maslow, Abraham H. 2018 (1977). *Motivation und Persönlichkeit.* 15. Aufl. Hamburg: Rowohlt.
McNeill, David. 1992. *Hand and Mind.* Chicago/London: University Press.
Merten, Klaus. 2013 (2006). Manipulation. In *Lexikon Kommunikations- und Medienwissenschaft.* Hrsg. Günter Bentele, Hans-Bernd Brosius und Otfried Springer, 193. 2. Aufl. Wiesbaden: Springer.
Mönnich, Annette. 2011 (2004). Von der antiken Rhetorik zur Rhetorik der Gegenwart. In *Grundlagen der Sprechwissenschaft und Sprecherziehung.* Hrsg. Marita Pabst-Weinschenk, 105–114. 2. Aufl. München/Basel: Reinhardt.
Morris, Charles W. 1938. *Foundations of the theory of signs.* Chicago: University of Chicago Press.
Neuber, Wolfgang. 2001. Memoria. In *Historisches Wörterbuch der Rhetorik.* Hrsg. Gert Ueding, Bd. 5, 1037–1078. Tübingen: Niemeyer.
Ong, Walter J. 1987. *Oralität und Literalität: die Technologisierung des Wortes.* Opladen: Westdeutscher Verlag.
Ostheeren, Klaus. 2007. Rhetorizität. In *Historisches Wörterbuch der Rhetorik.* Hrsg. Gert Ueding, Bd. 8, 214–219. Tübingen: Niemeyer.
Pabst-Weinschenk, Marita. 2011 (2004). Sprechbildung. In *Grundlagen der Sprechwissenschaft und Sprecherziehung.* Hrsg. Marita Pabst-Weinschenk, 15–20. 2. Aufl. München/Basel: Reinhardt.
Pabst-Weinschenk, Marita. 2020. Zur Relevanz der Elementarprozesse des Sprechens im Konzept Kooperativer Rhetorik. In *Sprechwissenschaft heute.* Hrsg. Wieland Kranich, 56–73. Baltmannsweiler: Schneider Hohengehren.
Pabst-Weinschenk, Marita und Elmar Bartsch. 2011 (2004). Gesprächsführung. In *Grundlagen der Sprechwissenschaft und Sprecherziehung.* Hrsg. Marita Pabst-Weinschenk, 123–132. 2. Aufl. München/Basel: Reinhardt.
Pawlowski, Klaus. 1981. Partnerzentriertes Sprechen als Dialogstrategie. In *Rhetorik. Ein internationales Jahrbuch.* Hrsg. Joachim Dyck, Bd. 2, 70–81. Stuttgart: Frommann-Holzboog.
Pawlowski, Klaus. 2005 (1998). *Konstruktiv Gespräche führen.* 4. Aufl. München/Basel: Reinhardt.
Pawlowski, Klaus, Helmut Lungershausen und Fritz Stöcker. 1995 (1985). *Jetzt rede ich. Ein Spiel- und Trainingsbuch zur praktischen Rhetorik.* 3. Aufl. Hannover: Berenberg.
Perelló, Jorge und Oscar Tosi. 1974. Phonetogramm. *Folia Phoniatrica* 26, 289–290.

Pietzsch, Thomas. 2011 (2004). Zur wissenschaftstheoretischen Grundlegung und Methodologie. In *Grundlagen der Sprechwissenschaft und Sprecherziehung*. Hrsg. Marita Pabst-Weinschenk, 264–272. 2. Aufl. München/Basel: Reinhardt.
Riedl, Rita. 1992. AIDA. In *Historisches Wörterbuch der Rhetorik*. Hrsg. Gert Ueding, Bd. 1, 285–295. Tübingen: Niemeyer.
Ritter, Hans-Martin. 2011 (2004). Gestisches Sprechen. In *Grundlagen der Sprechwissenschaft und Sprecherziehung*. Hrsg. Marita Pabst-Weinschenk, 191–199. 2. Aufl. München/Basel: Reinhardt.
Robling, Franz-Hubert. 1992. Beredsamkeit. In *Historisches Wörterbuch der Rhetorik*. Hrsg. Gert Ueding, Bd. 1, 1455–1485. Tübingen: Niemeyer.
Robling, Franz-Hubert. 1994. Ethos. In *Historisches Wörterbuch der Rhetorik*. Hrsg. Gert Ueding, Bd. 2, 1516–1517. Tübingen: Niemeyer.
Robling, Franz-Hubert. 2005. Redner/Rednerideal. In *Historisches Wörterbuch der Rhetorik*. Hrsg. Gert Ueding, Bd. 7, 862–935. Tübingen: Niemeyer.
Rogers, Carl R. 2018 (1972). *Die nicht-direktive Beratung*. 15. Aufl. Frankfurt/M.: Fischer.
Royé, Hans Walter. 1983. Segmentierung und Hervorhebungen in gesprochener deutscher Standardsprache. Analyse eines Polylogs. Tübingen: Niemeyer.
Ruiter, de Jan-Peter. 1998. *Gesture and speech production*. Wageningen: Ponsen & Looijen.
Saran, Franz. 1934. *Deutsche Verskunst. Ein Handbuch für Schule, Sprechsaal, Bühne*. Berlin: Junker und Dünnhaupt.
Saussure, Ferdinand de. 2001 (1931). Grundfragen der allgemeinen Sprachwissenschaft. Hrsg. Bally, Charles und Albert Sechehaye. 3. Aufl. Berlin/New York: de Gruyter.
Sauter, Annette M., Werner Sauter und Harald Bendert. 2004 (2002). *Blended learning: effiziente Integration von E-Learning und Präsenztraining*. 2. Aufl. Neuwied: Luchterhand.
Schaarschuch, Alice und Annalisa Martens. 1993 (1985). *Lösungs- und Atemtherapie. Ein Weg der ganzheitlichen Entwicklung*. 3. Aufl. Bietigheim-Bissingen: Turm.
Schäfer, Anna Maria. 2012. Das Inverted Classroom Model. In *Das Inverted Classroom Model*. Hrsg. Jürgen Handke und Alexander Sperl. Oldenbourg: München, S. 3–12.
Scheele, Nikolai, Martin Mauve, Wolfgang Effelsberg et al. 2002. The Interactive Lecture. *Technical Report 6/2002*, Department of Computer Science, University of Mannheim.

Scherer, Klaus. 1976. Die Funktion des nonverbalen Verhaltens im Gespräch. In *Gesprächsanalyse*. Hrsg. Dirk Wegner, 275–297. Hamburg: Buske.
Schild, Hans-Joachim. 1994. Debatte. In *Historisches Wörterbuch der Rhetorik*. Hrsg. Gert Ueding, Bd. 2, 413–423. Tübingen: Niemeyer.
Schlegel, Leonard. 1995 (1979). *Die Transaktionale Analyse: eine Psychotherapie, die kognitive und tiefenpsychologische Gesichtspunkte kreativ miteinander verbindet*. 4. Aufl. Tübingen: Francke.
Schmidt, Jürgen Erich. 2017. Vom traditionellen Dialekt zu den modernen deutschen Regionalsprachen. In *Vielfalt und Einheit der deutschen Sprache. Zweiter Bericht zur Lage der deutschen Sprache*. Hrsg. Deutsche Akademie für Sprache und Dichtung/Union der deutschen Akademien der Wissenschaften, 105–143. Tübingen: Stauffenburg.
Schmidt, Jürgen Erich und Joachim Herrgen. 2011. *Sprachdynamik. Eine Einführung in die moderne Regionalsprachenforschung*. Berlin: Schmidt.
Schmitz, Thomas A. 2005. Rede. In *Historisches Wörterbuch der Rhetorik*. Hrsg. Gert Ueding, Bd. 7, 698–709. Tübingen: Niemeyer.
Schmude, Michael P. 2007. Rhythmus. In *Historisches Wörterbuch der Rhetorik*. Hrsg. Gert Ueding, Bd. 8, 223–241. Tübingen: Niemeyer.
Schnelle, Eberhard. 1982. *Metaplan-Gesprächstechnik: Kommunikationswerkzeug für die Gruppenarbeit*. Quickborn: Metaplan GmbH.
Schöpsdau, Klaus. 1996. Exordium. In *Historisches Wörterbuch der Rhetorik*. Hrsg. Gert Ueding, Bd. 3, 136–140. Tübingen: Niemeyer.
Schulmeister, Rolf. 2013. Der Beginn und das Ende von OPEN. Chronologie der MOOC-Entwicklung. In *MOOCs – Massive Open Online Courses: offene Bildung oder Geschäftsmodell?* Hrsg. Rolf Schulmeister S. 17–62. Münster: Waxmann.
Schultz, Johannes Heinrich. 2003 (1932). *Das autogene Training: Konzentrative Selbstentspannung. Versuch einer klinisch-praktischen Darstellung*. 20. Aufl. Stuttgart/New York: Thieme.
Schulz von Thun, Friedemann. 2019 (1989). *Miteinander reden*. 56. Aufl. Hamburg: Rowohlt.
Schürmann, Uwe. 2011 (2004). Stimmstörungen. In *Grundlagen der Sprechwissenschaft und Sprecherziehung*. Hrsg. Marita Pabst-Weinschenk, 228–237. 2. Aufl. München/Basel: Reinhardt.
Selting, Margret et al. 1998. Gesprächsanalytisches Transkriptionssystem (GAT). In *Linguistische Berichte* 173. Hrsg. Günther Grewendorf und Arnim v. Stechow, 91–122. Opladen/Wiesbaden: Westdeutscher Verlag.

Slembek, Edith. 1983. Individuelle Identifikation und soziale Bewertung von Gesprächspartnern durch Sprechausdrucksmerkmale. In *Stilistik. Bd. II: Gesprächsstile.* Hrsg. Barbara Sandig, 199–222. Hildesheim/Zürich/New York: Olms.

Steinbrink, Bernd. 1992. Actio. In *Historisches Wörterbuch der Rhetorik.* Hrsg. Gert Ueding, Bd. 1, 43–74. Tübingen: Niemeyer.

Tomasello, Michael. 2011. *Die Ursprünge der menschlichen Kommunikation.* Frankfurt/M.: Suhrkamp.

Tordesillas, Alonso. 2007. Sophistik. In *Historisches Wörterbuch der Rhetorik.* Hrsg. Gert Ueding, Bd. 8, 990–1027. Tübingen: Niemeyer.

Toulmin, Stephen Edelston. 1996 (1975). *Der Gebrauch von Argumenten.* 2. Aufl. Weinheim: Beltz.

Trier, Lars. 1949. *Rhythmus.* Berlin: Springer.

Varwig, Freyr R. 1994. Chironomie. In *Historisches Wörterbuch der Rhetorik.* Hrsg. Gert Ueding, Bd. 2, 175–190. Tübingen: Niemeyer.

Wachtel, Stefan. 2011 (2004). Corporate Speaking – Mündliche Kommunikation in der Wirtschaftsrhetorik. In *Grundlagen der Sprechwissenschaft und Sprecherziehung.* Hrsg. Marita Pabst-Weinschenk, 340–341. 2. Aufl. München/Basel: Reinhardt.

Wagner, Roland W. 2004 (1990) *Grundlagen der mündlichen Kommunikation. Sprechpädagogische Bausteine für alle, die viel und gut reden müssen.* 9. Aufl. Regensburg: bvs.

Wagner, Roland W. 2011 (2004). Kommunikationspsychologie, Gruppendynamik, NLP – Was ist das Besondere des sprechwissenschaftlich-sprecherzieherischen Ansatzes? In *Grundlagen der Sprechwissenschaft und Sprecherziehung.* Hrsg. Marita Pabst-Weinschenk, 306–315. 2. Aufl. München/Basel: Reinhardt.

Wallbott, Harald G. 1988. Nonverbale Phänomene. In *Soziolinguistik. Ein internationales Handbuch zur Wissenschaft von Sprache und Gesellschaft.* Hrsg. Ulrich Ammon, Norbert Dittmar und Klaus J. Mattheier, 1227–1237. Berlin/New York: de Gruyter.

Watson, John B. 1930. *Behaviorismus.* Berlin: Deutsche Verlagsanstalt.

Watzlawik, Paul, Janet Beavin Bavelas und Don D. Jackson. 1985 (1969). *Menschliche Kommunikation. Formen, Störungen und Paradoxien.* 7. Aufl. Bern: Huber.

Weber, Max. 1956 (1947). *Wirtschaft und Gesellschaft.* Bd. 1. 4. Aufl. Tübingen: Mohr.

Wendler, Jürgen, Wolfram Seidner und Ulrich Eysholdt. 2015 (1977). *Lehrbuch der Phoniatrie und Pädaudiologie.* 5. Aufl. Stuttgart: Thieme.

Wessel, Burkhard. 1994. Capitatio benevolentiae. In *Historisches Wörterbuch der Rhetorik.* Hrsg. Gert Ueding, Bd. 2, 121–123. Tübingen: Niemeyer.

Winkler, Christian. 1962 (1940). *Lesen als Sprachunterricht.* 3. Aufl. Ratingen: Henn.

Winkler, Christian. 1979. *Untersuchungen zur Kadenzbildung in deutscher Rede.* München: Hueber.

Wittsack, Richard. 1930. Dichtung als gelautete Ausdruckskunst. *Monatsschrift für höhere Schulen* 29 (1930) 6/7.

Zentner, Marcel und Klaus R. Scherer. 2000. Partikuläre und integrative Ansätze. In *Emotionspsychologie. Ein Handbuch.* Hrsg. Jürgen H. Otto, Harald A. Euler und Heinz Mandl, 151–164. Weinheim: Beltz.

The manufacturer's authorised representative in the EU is Springer Nature Customer Service Centre GmbH, Europaplatz 3, 69115 Heidelberg, Germany. If you have any concerns regarding our products, please contact ProductSafety@springernature.com

Printed and bound by CPI Group (UK) Ltd, Croydon, CR0 4YY

23/03/2026

02076747-0003